Imen Ghadhab
Haifa Bergaoui
Dhekra Toumi

TUMORES MALIGNOS DE CÉLULAS GERMINATIVAS DO OVÁRIO

Imen Ghadhab
Haifa Bergaoui
Dhekra Toumi

TUMORES MALIGNOS DE CÉLULAS GERMINATIVAS DO OVÁRIO

ScienciaScripts

Imprint

Any brand names and product names mentioned in this book are subject to trademark, brand or patent protection and are trademarks or registered trademarks of their respective holders. The use of brand names, product names, common names, trade names, product descriptions etc. even without a particular marking in this work is in no way to be construed to mean that such names may be regarded as unrestricted in respect of trademark and brand protection legislation and could thus be used by anyone.

Cover image: www.ingimage.com

This book is a translation from the original published under ISBN 978-620-6-71210-7.

Publisher:
Sciencia Scripts
is a trademark of
Dodo Books Indian Ocean Ltd. and OmniScriptum S.R.L publishing group

120 High Road, East Finchley, London, N2 9ED, United Kingdom
Str. Armeneasca 28/1, office 1, Chisinau MD-2012, Republic of Moldova, Europe
Printed at: see last page
ISBN: 978-620-8-08170-6

Conteúdo

1 Introdução

Os tumores de células germinativas do ovário são os mais raros *dos* tumores do ovário mais comuns e estima-se que representem 6% de todos os tumores do ovário [1]. São malignos em apenas 5% dos casos [1], e os tumores malignos do ovário de células germinativas (MGOT) são extremamente raros, representando apenas 2% a 3% dos tumores malignos do ovário [2].

Histologicamente, os tumores malignos das células germinativas do ovário são compostos por vários tipos de tumores e dividem-se em dois grupos:

- Tumores malignos das células germinativas seminomatosas: disgerminoma.

- tumores malignos não-seminomatosos de células germinativas (NSMGCTs) que são histologicamente definidos pela presença de pelo menos um dos seguintes contingentes: tumor do saco vitelino, coriocarcinoma, carcinoma embrionário e teratoma imaturo.

Do ponto de vista do diagnóstico, da terapêutica e do prognóstico, os MCT diferem dos adenocarcinomas em vários aspectos:

✓ A idade de aparecimento é muito mais precoce, uma vez que estes tumores ocorrem em raparigas e mulheres jovens [3] e são o cancro mais comum nas mulheres antes dos 20 anos de idade,

✓ Diagnóstico numa fase mais precoce,

✓ O prognóstico é muito melhor, com uma taxa de sobrevivência de 5 anos de 100% para o TGMO seminomatoso e 85% para o TGMO não-seminomatoso [4],

✓ Quimiossensibilidade muito elevada,

✓ Os marcadores específicos diferem consoante o tipo histológico,

✓ E modalidades de tratamento específicas, com cirurgia que é geralmente conservadora e protocolos de quimioterapia que são adaptados [3].

O tratamento padrão para o GIST inclui a cirurgia de preservação da fertilidade, definida como a preservação de pelo menos um anexo e do útero, seguida de quimioterapia adjuvante do tipo BEP (combinando blemomicina, etoposídeo, cisplatina), exceto no caso do disgerminoma puro de estádio IA e do teratoma imaturo de grau 1, para os quais a cirurgia isolada representa o tratamento de escolha. [5]

No entanto, certas questões no tratamento do GIST continuam por resolver até à data, tais como o papel do estadiamento cirúrgico completo [6] e o grau de conclusão da cirurgia de estadiamento no GIST em fase inicial; o papel da cirurgia de redução secundária em pacientes com GIST recorrente ou progressivo; o papel da vigilância em GIST estágio IA [6] e, finalmente, o papel da quimioterapia neoadjuvante no tratamento de GIST avançado [7, 8].

Além disso, muito poucos estudos tunisinos analisaram as caraterísticas de diagnóstico deste tipo de tumor, bem como os métodos terapêuticos e evolutivos, enquanto a raridade e as dificuldades de gestão justificam um estudo centralizado sobre a estratégia de gestão de doentes que apresentam um tumor maligno do ovário de células germinativas.

Para o efeito, realizámos este estudo e estabelecemos os seguintes objectivos:

Relatar e analisar as caraterísticas epidemiológicas, diagnósticas, anatomopatológicas, terapêuticas e prognósticas dos tumores malignos de células germinativas do ovário ilustrados e tratados no Serviço de Ginecologia-Obstetrícia do Hospital Universitário Farhat Hached em Sousse.

- Comparar os nossos resultados com os da literatura.
- Propor um diagrama de tomada de decisões para melhorar a gestão desta doença no contexto tunisino.

2 Doentes e métodos

I. Tipo e população do estudo

1. Tipo de estudo

Trata-se de um estudo observacional, retrospetivo, descritivo e analítico.

2. Período de estudo

O período de estudo é de 21 anos, de 1 de setembro de 1998 a 30 de setembro de 2019.

3. Localização do estudo

O estudo foi efectuado nos serviços de Ginecologia-Obstetrícia, Carcinologia Médica e Anatomopatologia do Centro Hospitalar Universitário FARHAT HACHED (CHU) de Sousse.

4. População do estudo

O estudo incluiu todas as pacientes tratadas por tumores malignos de células germinativas do ovário confirmados histologicamente.

II Amostragem

1. Critérios de inclusão

> Doentes com um tumor maligno de células germinativas do ovário comprovado histologicamente.

> Tipo histológico: disgerminoma, tumor do saco vitelino, coriocarcinoma, carcinoma embrionário e teratoma imaturo, tumor misto de células germinativas.

2. Critérios de não-inclusão

Outros tipos histológicos: teratoma maduro canceroso

Ficheiros que não podem ser utilizados.

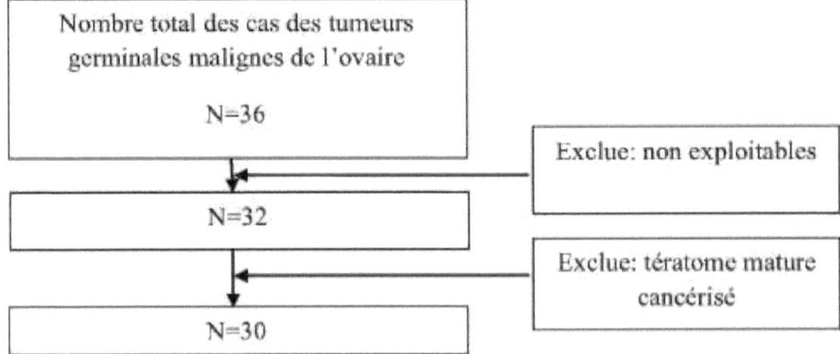

Esquema geral do estudo (em francês)

3. Dimensão dos efectivos

Um total de 30 processos foram elegíveis para o nosso estudo.

III. Definição das variáveis do estudo

As principais variáveis explicativas estudadas foram: (Anexo 1)

* Dados epidemiológicos: idade, paridade.
* Antecedentes carcinológicos.
* Dados clínicos: tempo de consulta; circunstâncias da descoberta; tamanho do tumor.

- Dados radiológicos   dados.
- dados anatomopatológicos macroscópicos e histológicos.
- Terapêutica   terapêutica   :   cirurgia, quimioterapia.
- dados.

IV.   Recolha de dados

O método de recolha de dados baseou-se na utilização de processos clínicos, relatórios operatórios e anatomopatológicos dos doentes e relatórios de tratamento adjuvante (quimioterapia) transcritos num formulário informático pré-estabelecido (**Anexo 1**).

V. Metodologia estatística

Os dados recolhidos foram quantitativos e qualitativos.

Foi efectuada uma análise estatística descritiva das principais variáveis sociodemográficas, clínicas e terapêuticas estudadas: os dados qualitativos serão expressos em números e percentagens e os dados quantitativos em médias e desvios-padrão.

Todos estes dados foram introduzidos e tratados com recurso ao software SPSS versão 24.0.

A sobrevivência foi calculada utilizando o método Kaplan-Meir.

VI.   Dados da literatura

Foi efectuada uma pesquisa bibliográfica utilizando os motores de busca Pubmed/Medline, Science Diret, Google Schoor, Google Books e Cochrane datasse. A pesquisa utilizou as seguintes palavras-chave:

Ovário", "Tumores malignos de células germinativas", "Tratamento", "Cirurgia conservadora", "Cirurgia radical", "Quimioterapia", "Estadiamento", "Prognóstico" e "Fertilidad

3 Resultados

A. Resultados globais da série

I. Perfil epidemiológico

1. Incidência

Foram identificados 30 casos de tumores malignos das células germinativas do ovário (TCGM) durante o período de estudo.

Durante o mesmo período, foram registados 717 casos de tumores malignos do ovário no nosso Departamento de Ginecologia e Obstetrícia do CHU Farhat Hached.

Em relação ao número total de tumores malignos do ovário, a incidência de TGMO foi de 4,1%.

2. Força de trabalho

Durante 21 anos, foram registados 30 casos de tumores malignos de células germinativas do ovário em diferentes estádios de progressão, com uma distribuição variável consoante o ano.

3. Idade

A idade média era de 22 anos, com extremos que variavam entre os 10 e os 40 anos. Os dois grupos etários mais afectados foram os dos 20 aos 24 anos e dos 30 aos 34 anos (Figura 1).

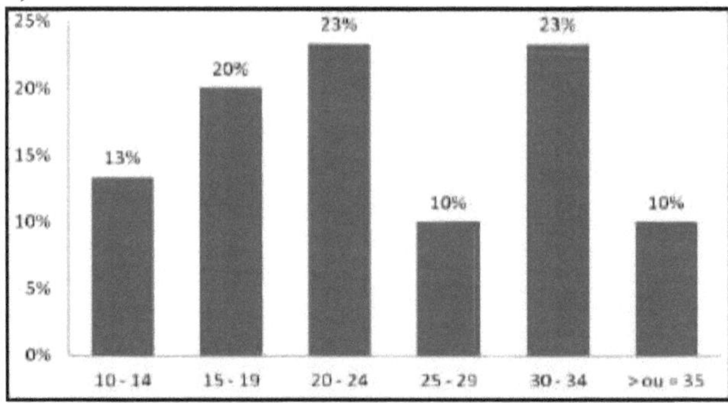

Figura 1: Repartição dos doentes por grupo etário

A idade média variou consoante o tipo histológico. De facto :

- Para os disgerminomas, a idade média foi de 17 anos (10 a 31 anos).

Tabela I: Idade de acordo com o tipo histológico.

Tipo histológico	Médio	Mínimo	Máximo
Disgerminoma	17	10	31
TGMND	25	13	40

- A idade média dos tumores não-digerminomatosos foi de 25 anos, com extremos que variaram de 13 a 40 anos (Tabela I-II).

Tabela II: Idade por subtipos histológicos de TGMND

Tipo histológico	Média (anos)	Mínimo	Máximo
Carcinoma embrionário	23	13	31

Teratoma imaturo	25	14	40
Tumor do saco vitelino	35	35	35
Tumores mistos de células germinativas	16	16	16

4. Antecedentes

4.1. História familiar

Na nossa série, nenhuma doente tinha história familiar de cancro do ovário e apenas uma doente tinha história familiar de linfoma não-Hodgkin num tio paterno.

4.2. História pessoal

No nosso estudo, nenhum dos doentes tinha sido tratado para cancro ginecológico ou outros cancros.

Foram encontrados antecedentes cirúrgicos em 6 casos; uma cistectomia direita para um teratoma maduro do ovário foi efectuada numa doente, um parto por cesariana em 2 doentes, uma amigdalectomia numa e uma apendicectomia em 2 doentes.

A hipertensão e a diabetes foram os únicos antecedentes médicos encontrados no nosso estudo. (Figura 2).

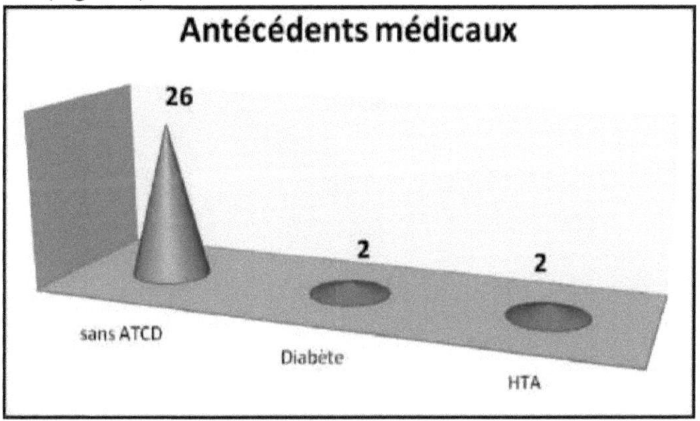

Figura 2: Repartição dos doentes por historial médico

4.3. Estado gineco-obstétrico

Duas das nossas doentes, com 10 e 12 anos, estavam na sua primeira gravidez.

A maioria dos doentes era genitalmente ativa (28 casos) e nenhum estava na menopausa.

A idade média da menarca era de 12,9 anos, com extremos que variavam entre 11 e 15 anos.

Dos doentes com genitais activos, 8 eram casados (27%), um dos quais estava a ser tratado por infertilidade primária de 2 anos.

A maioria dos nossos candidatos (22 doentes, 73%) era solteira.

(Figura 3)

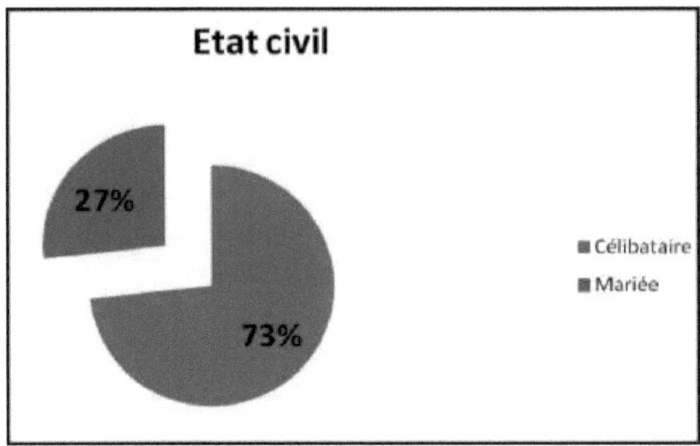

Figura 3: Distribuição dos doentes por estado civil

As médias de gestação e paridade nestas doentes foram de 1,6 (0 a 7) e 1,2 (0 a 4), respetivamente.

Na nossa série, 6 doentes (20%) estavam a usar contraceção não hormonal e 2 doentes (7%) estavam a usar contraceção hormonal. (Figura 4)

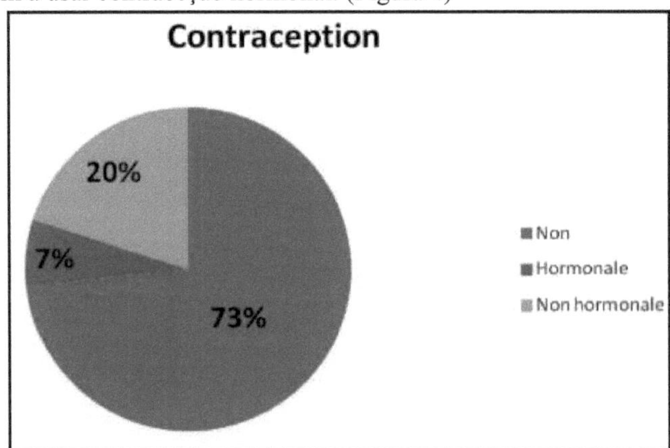

Figura 4: Repartição das pacientes por método contracetivo

II. Estudo clínico

1. Circunstâncias da descoberta

1.1. Sinais de aviso

A dor abdominopélvica foi a queixa principal em 45% dos casos (24 doentes).

Foram observados sintomas abdominais agudos num doente e a etiologia foi uma torção anexial.

Os outros 3 principais sinais clínicos que levaram os doentes à clínica foram um aumento do volume abdominal em 17% dos casos, uma alteração do estado geral em 11% dos casos e a palpação de uma massa abdominal em 11% dos casos.

Num doente, foi descoberta por acaso durante a investigação de uma trombose venosa profunda.

Os sinais menos frequentemente observados foram os distúrbios de trânsito e urinários.

Uma doente apresentava uma perturbação do ciclo semelhante à menometrorragia. (Figura 5).

A combinação de aumento do volume abdominal e dor abdominopélvica dominou o quadro clínico.

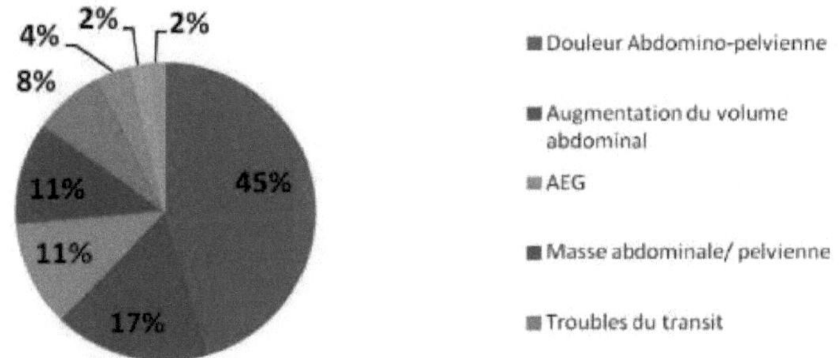

Figura 5: Repartição dos doentes por motivo de consulta

1.2. Prazo de consulta

Na nossa série, o tempo médio entre o aparecimento dos primeiros sinais e a data da consulta foi de 3 meses, com extremos que variaram entre 15 dias e 12 meses.

Os atrasos na consulta antes dos 6 meses representaram 87% dos casos e 13% dos casos após 1 ano (Figura 6).

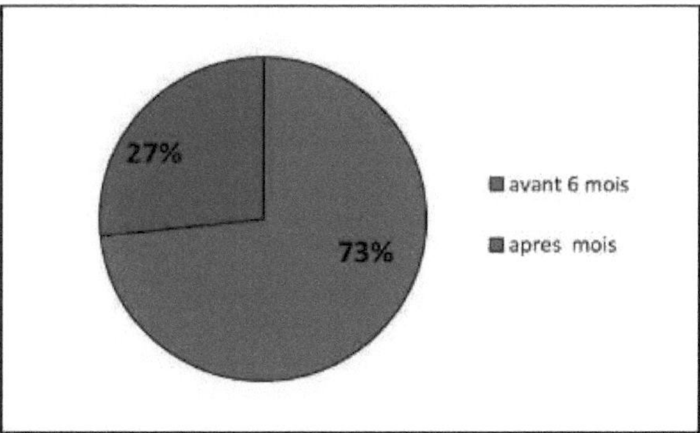

Figura 6: Repartição dos doentes por duração da consulta

III. Explorações

1. Marcadores tumorais

- O ensaio de alfa-lci'to-proteína (AFP) foi efectuado em 22 doentes: era patológico em 15 (68%). Tratava-se de teratoma imaturo em 6 doentes, disgerminoma em 3 doentes, tumor vitelino em 3 doentes, carcinoma embrionário em 2 e TG misto no último (Figura 7 e 8).

Os níveis mais elevados foram observados nos tumores da gema (com um nível máximo de 61278 ng/ml e um mínimo de 1615 ng/ml).

- A hormona gonadotrópica coriónica (CGH) foi medida em 6 doentes: 2 eram patológicos, um disgerminoma e o segundo um tumor vitelino.

- Do mesmo modo, a desidrogenase láctica (LDH) foi medida em 4 doentes e era patológica em 1.

- No entanto, o ensaio CA125 foi efectuado na maioria dos casos (70%) e foi patológico em 100% dos casos. (Figura 7).

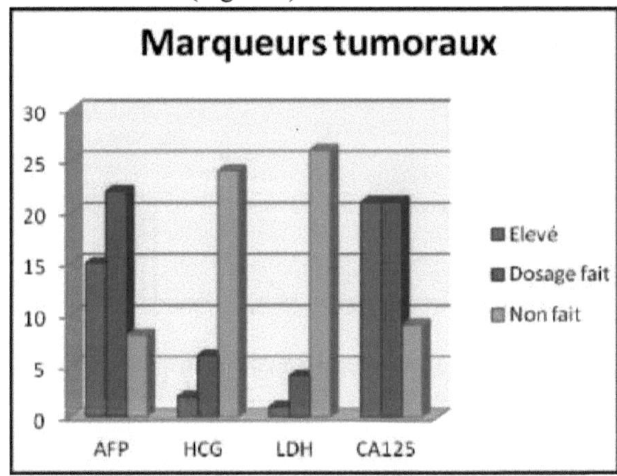

Figura 7: Ensaio de marcadores tumorais

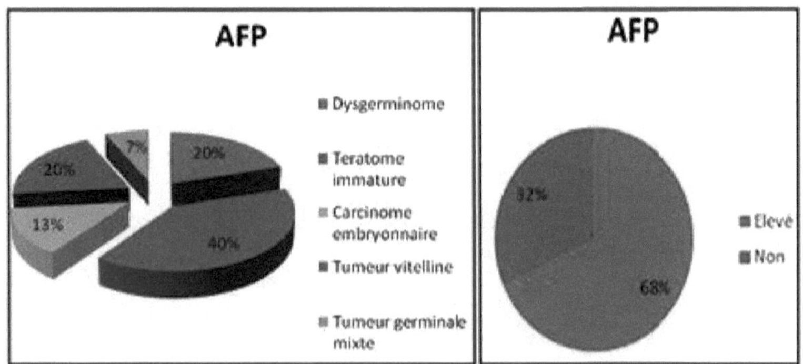

- **Figura 8: Positividade e distribuição da AFP de acordo com o tipo histológico**

2. Investigações radiológicas

2.1. Ecografia abdominopélvica

A ecografia pré-operatória foi realizada em 24 doentes (80%). Mostrou uma massa pélvica direita em 50% dos casos, uma massa pélvica esquerda em 33% dos casos e uma massa pélvica bilateral em 13% dos casos. (Figura 9).

Em 2 casos, a localização do tumor não pôde ser determinada devido ao tamanho do tumor.

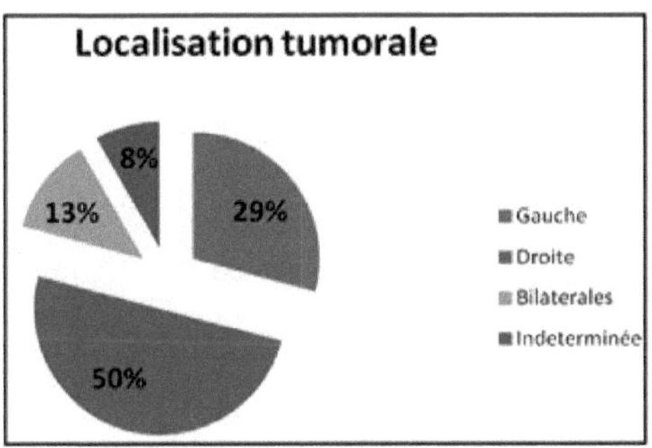

Figura 9: Lateralidade do tumor

A ecografia mostrou uma imagem cística sólida em 16 casos (66,7%). A massa tinha um aspeto heterogéneo em 21 casos, estava espessada com a sua própria parede em 13 casos e era frequentemente ecogénica (9 casos).

Em mais de metade dos casos, estas massas eram hipervascularizadas com Doppler intenso (Figura 10).

O tamanho médio do tumor aquando do diagnóstico foi de 140 mm, com extremos de 60 e 280 mm.

No que diz respeito aos sinais ecográficos de malignidade, as septações foram raramente objectivas na nossa série (5 casos) e as vegetações endocísticas muito menos (um caso).

A ecografia revelou ainda ascite em 9 casos e nódulos peritoneais suspeitos de malignidade em 2 casos.

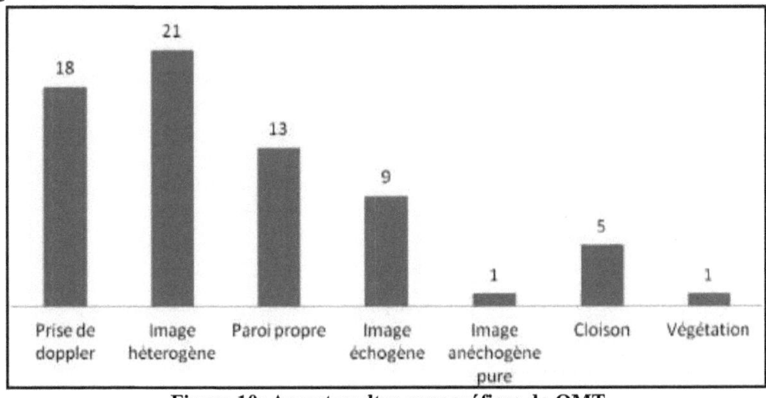

Figura 10: Aspectos ultra-sonográficos da OMT

2.2. Tomografia computorizada (TC) torácica-abdominal-pélvica

Este exame só foi efectuado em 11 doentes, em 2 dos quais havia dúvidas quanto à origem exacta do tumor, e nos outros casos o tumor era maior do que 150 mm.

A TC confirmou os achados ecográficos, mostrando tumores heterogéneos em 10 casos, 7 dos quais eram teratomas imaturos, e tecido e gordura em 5 casos. A dilatação da uretra direita foi observada em 2 casos.

Como parte do trabalho de extensão, as tomografias computorizadas não revelaram quaisquer tumores peritoneais, hepáticos ou pulmonares de origem secundária, ou envolvimento de gânglios linfáticos em todos os casos.

2.3. Imagem por ressonância magnética (MRI)

A RMN só foi efectuada em cinco doentes: dois casos de teratomas imaturos, um caso de disgerminoma, um caso de tumor vitelino e um caso de carcinoma embrionário.

Nos 2 casos de teratomas imaturos, a formação do tumor era um hipersinal heterogéneo em T2 contendo partições.

No caso do disgerminoma, a massa era heterogénea, contendo áreas de hipossinal em T1 e hipersinal em T2.

Os outros sinais de malignidade estavam ausentes, à exceção de um derrame em 2 casos, que estava livre e era de pequenas dimensões.

IV. tratamento cirúrgico

No nosso estudo, todos os nossos doentes foram inicialmente submetidos a cirurgia com um duplo objetivo diagnóstico e terapêutico.

Dado o volume do tumor, 21 doentes foram abordados por laparotomia na linha média e 9 por crelioscopia, dos quais 3 foram convertidos para laparotomia. (Figura 11)

O tempo médio entre a operação inicial e a data da primeira consulta foi de 19 dias, com extremos que variaram de 01 dia a 60 dias.

Voies d'abord chirurgicales

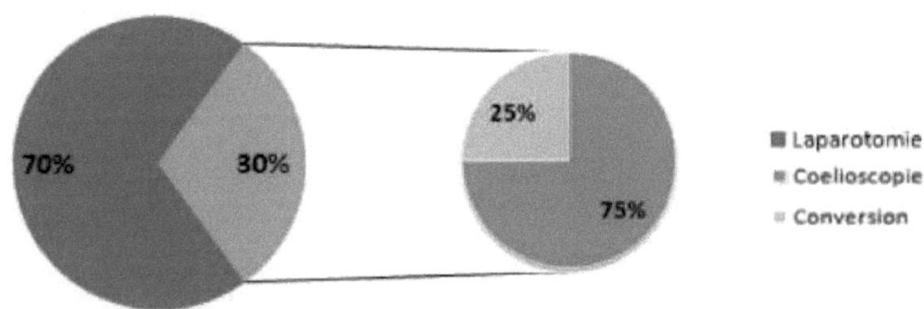

Figura 11: Abordagens cirúrgicas

1. Conclusões operacionais

A massa tumoral era tendencialmente sólido-cística em 60% dos casos, sólida em 30% e cística em 10%. (Figura 12)

As formações tumorais apresentavam uma parede limpa em 26,6% dos casos.

As vëgëtações exocísticas estavam presentes em 13,3% dos casos e as septações em 10% dos casos. (Figura 12)

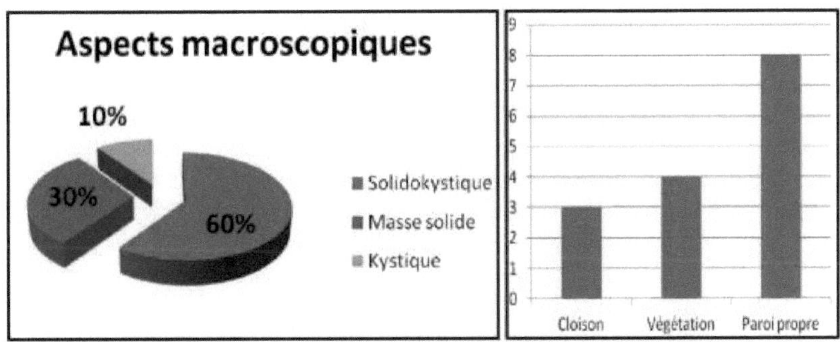

Figura 12: Aspectos macroscópicos dos achados cirúrgicos

A ascite estava presente em 24 doentes (80%); estava livre e não dividida em todos os casos. O derrame era pequeno em 73% dos casos,
abundância média em 17% dos casos e abundância elevada em 8%. (Figura 13).

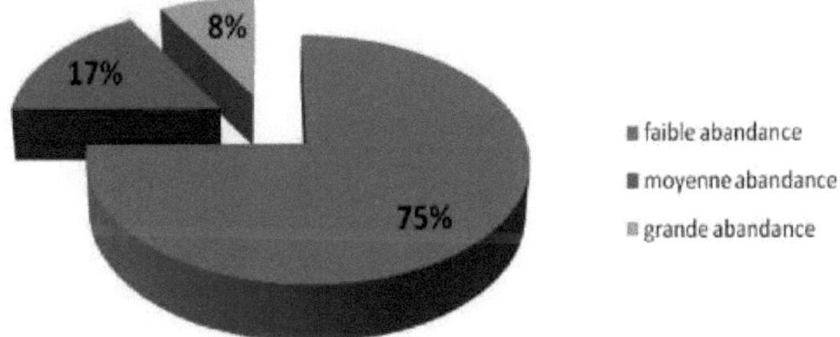

Figura 13: Avaliação da efusão

Foram encontrados nódulos peritoneais em 10 doentes nas seguintes localizações: fundo de saco de Douglas, peritoneu parietal, perivesical visceral, no epiploon e nas goteiras parietocolónicas.
No intra-operatório, os tumores foram classificados como estádio Ia em 33% dos casos, Ib em 7%, Ic em 20%, IIIb em 13% e IIIc em 27%. (Figura 14)

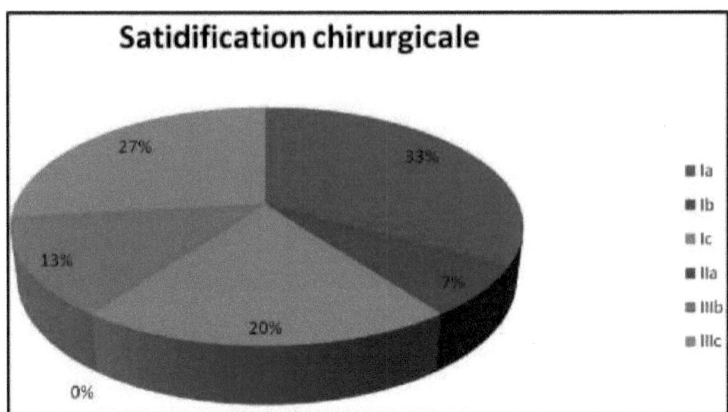

Figura 14: Distribuição dos doentes de acordo com o estadiamento cirúrgico

2. Procedimentos operacionais

A citologia peritoneal foi o primeiro procedimento efectuado em 28 doentes (93,3%).
No estádio I, o tratamento cirúrgico inicial foi conservador, com manutenção do
ovário e do útero em 16 doentes (94,1%), e embolismo radical numa doente (5,9%).
(Tabela III)

Para o estádio II, 100% dos doentes foram submetidos a tratamento conservador.
A biopsia do ovário contralateral e as biopsias peritoneais não foram efectuadas em
todos os casos de estádio I e II.

Os procedimentos efectuados para os tumores em estádio III foram a biopsia do ovário
em 63,3% dos casos, a anexectomia em 36,3% e as biopsias peritoneais em 90,9% dos
casos.

A biópsia do ovário foi bilateral em 71,4% dos casos. (Figura 15).

Tabela III: Procedimentos cirúrgicos efectuados em doentes com tumores em estádio I e II.

TADE	Conservador TTT	TTT Radical	Omentectomia + Apendicectomia	Biópsias peritoneais	Biópsia do ovário contralateral
I	94,1%	5,9%	17,6%	0%	0%
II	100%	0%	0%	0%	0%

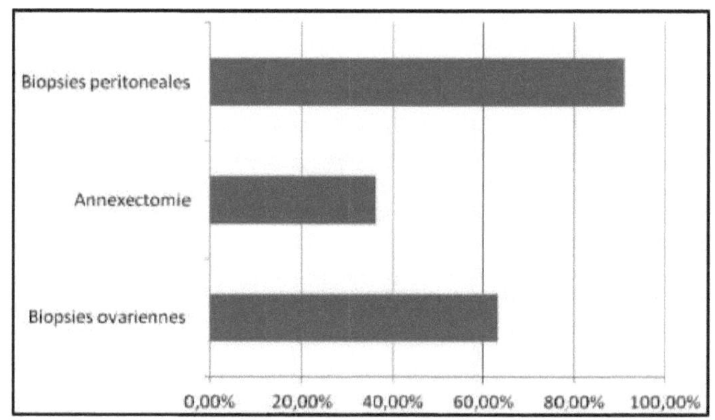

Figura 15: Procedimentos cirúrgicos efectuados em doentes com tumores em estádio III

V. Caraterísticas histológicas dos tumores

1. Tamanho do tumor

O tamanho médio do tumor era de 150 mm, com extremos que variavam entre 87 e 270 mm (Figura 16)

O tamanho do tumor era superior a 200 mm em 10 casos (33,3%) e inferior a 200 mm em 20 casos (66,6%). (Figura 17)

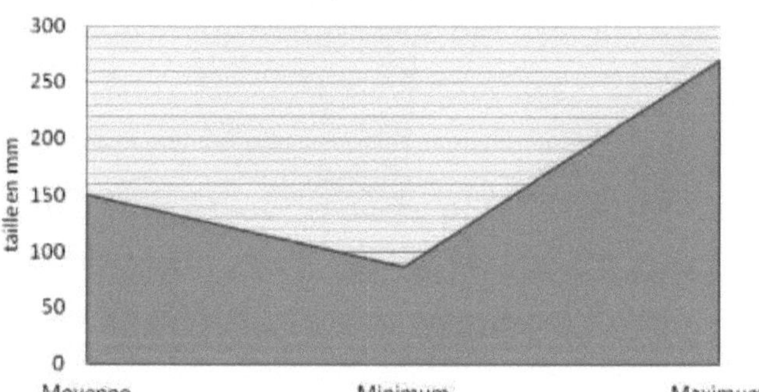

Figura 16: Tamanho médio do tumor e limites

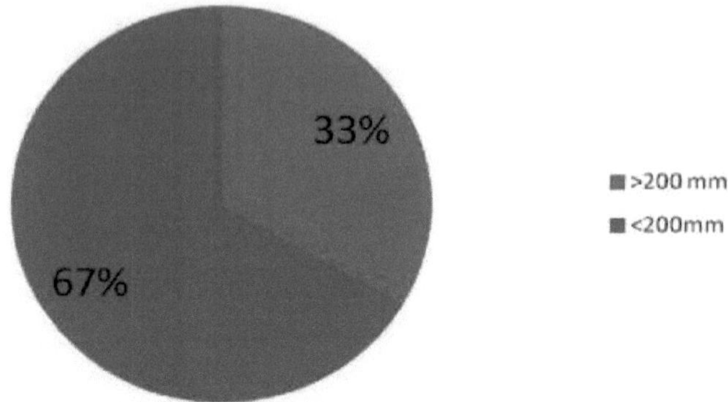

Figura 17: Distribuição dos tumores de acordo com o tamanho

2. Lesões laterais

O tumor localizava-se à direita em 15 casos (50%), à esquerda em 13 casos (40%) e era bilateral em 2 casos, um dos quais era um disgerminoma e o segundo um teratoma imaturo. (Figura 18)

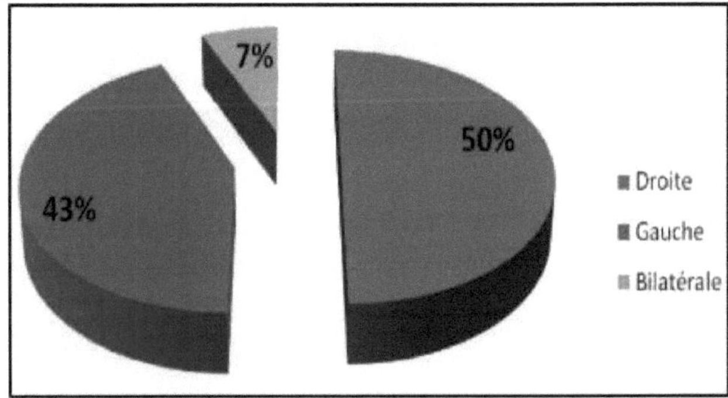

Figura 18: Distribuição dos tumores de acordo com a lateralidade da lesão

3. Aspeto histológico

Em concordância com o aspeto ecográfico, os tumores eram sólido-císticos em 18 casos (60%), sólidos em 9 casos (30%) e puramente císticos em 3 casos (Figura 19).

Consistência histológica

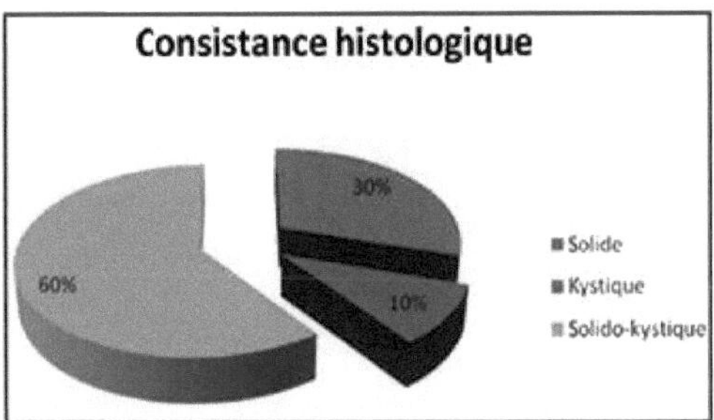

- Sólido
- Cística
- Estado sólido

Figura 19: Distribuição dos tumores de acordo com o aspeto histológico

Os teratomas imaturos eram sólidos em 4 casos, sólido-císticos em 9 casos e císticos num caso.

Os disgerminomas eram puramente sólidos em 5 casos e sólido-císticos em 2 casos.

Os tumores vitelinos eram sólido-císticos em 2 casos e císticos num caso.

Os carcinomas embrionários eram sólido-císticos em 4 casos e císticos num caso.

O tumor misto de células germinativas era sólido-cístico.

No exame histopatológico, a vegetação tumoral estava presente em 67% dos casos. (Figura 20).

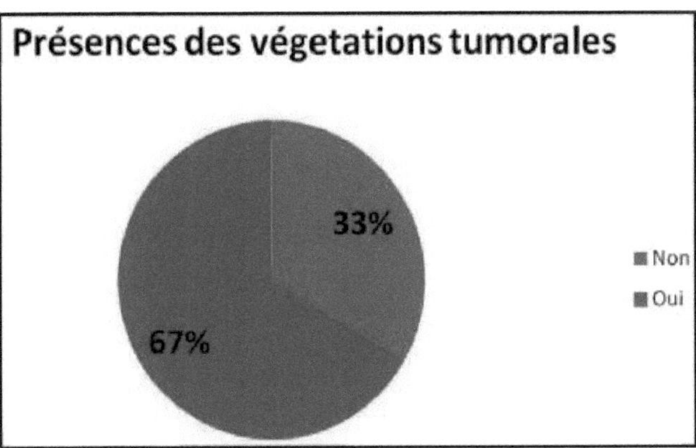

Figura 20: Distribuição dos tumores de acordo com a presença de vegetação tumoral

4. Tipos histológicos

A nossa população era constituída por dois grupos principais:

J Tumores disgerminomatosos ou disgerminomas puros: 7 casos (23%). (Figura 21)

J Tumores não disgerminomatosos compreendendo os outros tipos histológicos das classes de TGMO de acordo com a classificação da OMS, incluindo formas mistas: 23 casos (77%). (Figura 22).

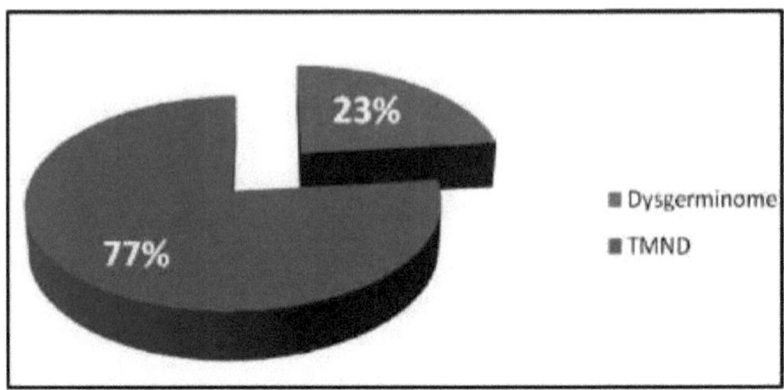

Figura 21: Distribuição dos tumores por tipo histológico

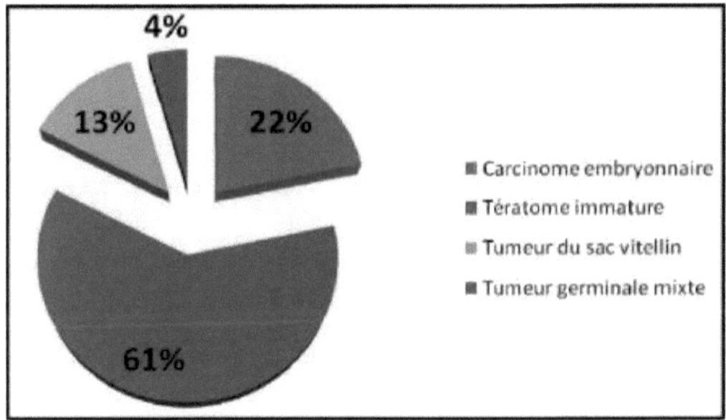

Figura 22: Distribuição de TGMND de acordo com o tipo histopatológico

5. Imunohistoquímica

Os estudos imunohistoquímicos foram efectuados em apenas 23,3% dos casos. (Tabela IV)

Nos 2 casos de tumores vitelinos, a imunohistoquímica mostrou uma sobreexpressão intensa de AFP e anticitoqueratinas.

A sobreexpressão de vimentina e Ki67 foi observada em teratomas imaturos, enquanto a imunocoloração foi negativa para EMA, CD20-CD30, E-caderina, HCG e AFP.

A citoqueratina, o EMA, a ACE e o CD20-CD30 foram positivos nos 2 casos de carcinoma embrionário, ao passo que foram negativos para o disgerminoma.

(Quadro IV)

Quadro IV: Estudo imunohistoquímico do TGMO.						
	AFP	Anticitoqueratina	Vimentina EMA	PLAP	HCG	CD20/ CD30	ACE
Disgerminoma	-	-	+	+	+	-	-
Teratomas imaturos	-	+	++		-	-	
Tumor da gema	++	+	-			-	
Carcinoma embrionário	+	-	++		+	+	+

6. Grau histológico

Mais de metade dos teratomas imaturos eram de grau 1 (57%) e 37% de grau 2.
Na nossa série, apenas um caso de teratoma imaturo de grau 3 foi objetivado. (Figura 23)

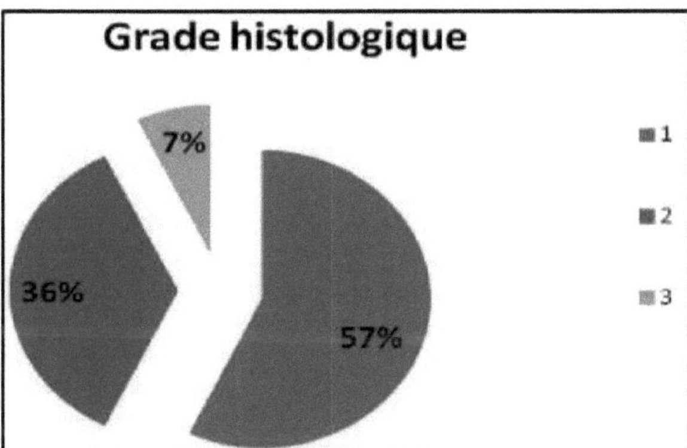

Figura 23: Distribuição dos teratomas imaturos por grau histológico

7. Classificação histológica

Os doentes foram classificados de acordo com a classificação FIGO da seguinte forma: (Quadro V)

Quadro V: Repartição dos casos de acordo com a classificação FIGO

Estádio	Número de casos	Percentagem
pIA	9	30
pIB	2	6,7
pIC	6	20
pIIA	1	3,3
pIIB	1	3,3
pIIIA	1	3,3
pIIIB	2	6,7
pIIIc	8	26,7
Total	30	100,0

O tumor foi classificado como estádio I e III em 56,7% e 36,7% dos casos, respetivamente.

O estádio IIa representou apenas 6,7% dos casos.

Nenhum dos tumores era metastático.

A distribuição dos diferentes tipos histológicos de acordo com a classificação FIGO é apresentada no quadro seguinte: (Quadro VI)

Tabela VI: Tipos histológicos de acordo com a classificação FIGO.

		Estádio							
		PIA	PIB	PIC	PIIA	PIIB	PIIIA	PIIIB	PIIIC
Carcinoma embrionário	Força de trabalho	0	0	0	0	0	0	1	4
	%	0,0%	0,0%	0,0%	0,0%	0,0%	0,0%	20%	80%
Disgerminoma	Trabalhadores	1	1	2	1	0	0	0	2
	%	14,3%	14,3%	28,6%	14,3%	0,0%	0,0%	0,0%	28,6%
Teratoma imaturo	Força de trabalho	8	1	3	0	0	1	0	1
	%	57,1%	7,1%	21,4%	0,0%	0,0%	7,1%	0,0%	7,1%
Tumor de saco vitelina	Força de trabalho	0	0	1	0	1	0	0	1
	%	0,0%	0,0%	33,3%	0,0%	33,3%	0,0%	0,0%	33,3%
Tumor de células germinativas misto	Força de trabalho	0	0	0	0	0	0	1	0
	%	0,0%	0,0%	0,0%	0,0%	0,0%	0,0%	100%	0,0%
Total	Força de trabalho	9	2	6	1	1	1	2	8
	%	30%	6,7%	20%	3,3%	3,3%	3,3%	6,7%	26,7%

O estádio I foi observado em 4 casos de disgerminoma (23,5%) e em 13 casos de TGMND (76,4%), enquanto o estádio III foi observado em 2 casos de disgerminoma (18,1%) e em 9 casos de TGMND (81,8%).

O estádio I foi mais frequentemente observado em teratomas imaturos.

O estádio III foi mais frequentemente observado nos carcinomas embrionários.

VI. Gestão terapêutica

1. Tratamento cirúrgico

O tratamento cirúrgico foi radical em 07 pacientes (23,3%) e conservador, com manutenção do ovário e do útero, em 23 pacientes (76,7%). (Tabela XII)

Tabela VII: Tipo de cirurgia de acordo com os estádios FIGO.

	TRATAMENTO		
	Radical	Curador	Total
Plano de mão de obra	1	8	9
%	11,1%	88,9%	100%
Número de efectivos do PIB	1	1	2
%	50%	50%	100%
Mão de obra PIC	2	4	6
%	33,3%	66,7%	100%
Força de trabalho	0	1	1

PIIA				
%	0,0%	100%		100%
Número de efectivos	0	1		1
PIIB				
%	0,0%	100%		100%
Número de efectivos	0	1		1
PIIIA				
%	0,0%	100%		100%
Mão de obra PIIIB	1	1		2
%	50%			50%100%
Número de efectivos	2	6		8
PIIIC				
%	25%		75%	100%
Total de efectivos	7		23	30
%	23,3%	76,7%		100%

No grupo de doentes com OMT em fase inicial, foi efectuada uma nova cirurgia para estadiamento e para totalização cirúrgica em 3 doentes que já tinham tido o seu número de filhos:

❖ Um foi submetido apenas a uma cistectomia (estádio IA),

❖ A segunda foi submetida a uma anexectomia unilateral e a uma lumpectomia contralateral devido a um tumor classificado como IB.

❖ O terceiro tinha sido submetido a uma anexectomia unilateral por um tumor da classe IC e tinha 40 anos de idade.

Entre os doentes com DMO avançada, foi efectuada uma cirurgia radical em 3 casos:

❖ um deles foi submetido a quimioterapia neoadjuvante para um tumor misto de células germinativas em estádio IIIC com uma resposta incompleta (redução tumoral estimada em 50% com marcadores tumorais negativos); a cirurgia foi completa sem resíduos tumorais, mas a dissecção dos gânglios linfáticos pélvicos e lombo-aórticos foi positiva.

❖ Os outros dois eram disgerminomas em estádio IIIC, tendo sido submetidos a quimioterapia neoadjuvante com uma resposta completa num caso e uma resposta parcial no outro. Neste último caso, a cirurgia não foi completa.

Foi efectuada uma dissecção linfonodal nestes dois doentes, tendo sido positiva num deles.

Todos estes procedimentos foram efectuados por via laparotómica.

2. Quimioterapia

Dos casos consultados, seis doentes não receberam quimioterapia adjuvante e foi recomendada uma monitorização rigorosa em 4.

O tratamento complementar à cirurgia na forma de poliquimioterapia foi indicado em 14 pacientes (46,6%), enquanto 10 pacientes (33,3%) receberam quimioterapia neoadjuvante (Figura 24).

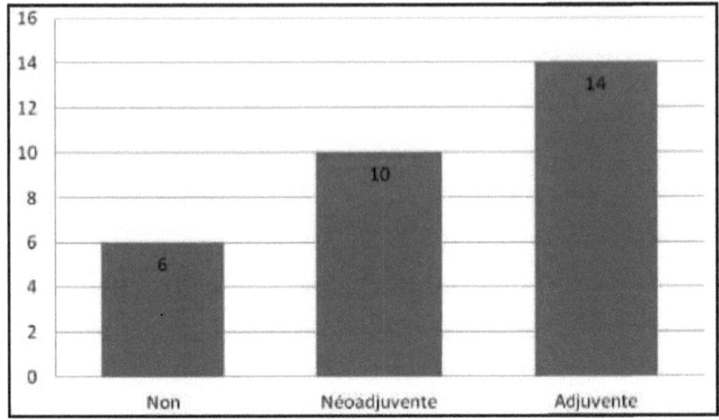

Figura 24: Distribuição dos pacientes de acordo com o tratamento complementar

2.1. Protocolos, número de cursos e tempos de administração

A quimioterapia à base de platina foi utilizada em 100% dos casos.

O protocolo BEP (Bleomicina-Etoposídeo-Cisplatina) foi utilizado em 21 casos, o BVP (Bleomicina-Vinblastina-Cisplatina) em 2 doentes e o VIP (Etoposídeo + Ifosfamida + cisplatina) num doente. (Figura 25)

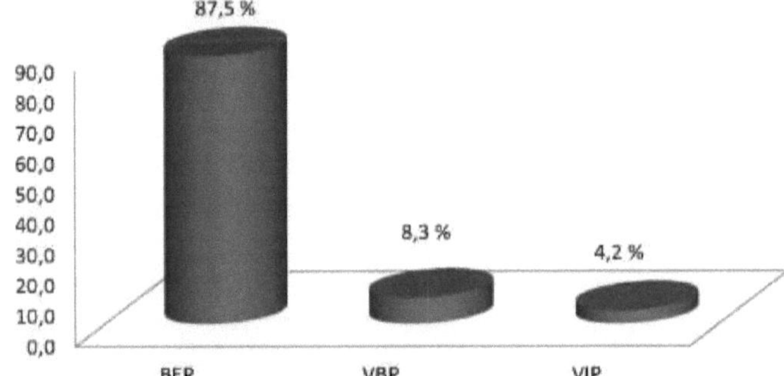

Figura 25: Os diferentes protocolos de quimioterapia

O número de curas variou de 2 a 5. (Figura 26).

A quimioterapia foi iniciada em média 29 dias após o tratamento cirúrgico inicial, com extremos que variaram de 10 a 90 dias.

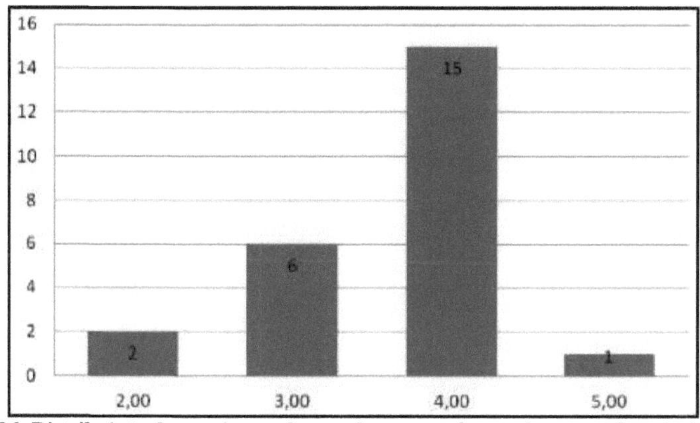

Figura 26: Distribuição dos pacientes de acordo com o número de cursos de quimioterapia.

2.2. Indicações

A quimioterapia adjuvante foi indicada em 3 casos de disgerminoma (21,4%), 2 dos quais em estádio IC e um em estádio IIA.

A quimioterapia adjuvante foi indicada para TGMND em 78,5% dos casos:

J 9 casos de teratoma imaturo, 5 dos quais no estádio IA, um no estádio IB e 3 no estádio IC.

J 2 casos de tumor da gema: um no estádio IC e outro no estádio IIB (quadro VIII)

Tabela VIII: Quimioterapia adjuvante de acordo com o estádio e o tipo histológico.

tade	Tipo histológico	Tipo de quimioterapia	Protoc ole	Não.
lA	Teratoma imaturo	Adjuvante	BEP	3
lA	Teratoma imaturo	Adjuvante	BEP	3
lA	Teratoma imaturo	Adjuvante	BEP	4
lA	Teratoma imaturo	Adjuvante	BEP	4
lA	Teratoma imaturo	Adjuvante	BEP	4
IB	Teratoma imaturo	Adjuvante	BEP	4
IC	Teratoma imaturo	Adjuvante	BEP	4
IC	Teratoma imaturo	Adjuvante	BEP	4
IC	Teratoma imaturo	Adjuvante	BEP	4
IC	Disgerminoma	Adjuvante	BEP	4
IC	Disgerminoma	Adjuvante	BEP	4
IC	Tumor do saco vitelino	Adjuvante	BEP	4
AII	Disgerminoma	Adjuvante	VBP	3
IIB	Tumor do saco vitelino	Adjuvante	BEP	4

A quimioterapia neoadjuvante foi indicada para todos os tumores em estádio III (Quadro IX).

Tabela IX: Quimioterapia neoadjuvante de acordo com o estádio e o tipo histológico.

Estádio	Tipo histológico	Tipo de quimioterapia	Protocolo	Não.
IIIB	Tumor misto de células germinativas	Neoadjuvante	VIP	5
IIIB	Carcinoma embrionário	Neoadjuvante	VBP	4
IIIC	Carcinoma embrionário	Neoadjuvante	BEP	3
IIIC	Carcinoma embrionário	Neoadjuvante	BEP	2
IIIC	Carcinoma embrionário	Neoadjuvante	BEP	4
IIIC	Carcinoma embrionário	Neoadjuvante	BEP	3
IIIC	Disgerminoma	Neoadjuvante	BEP	4
IIIC	Disgerminoma	Neoadjuvante	BEP	4
IIIC	Teratoma imaturo	Neoadjuvante	BEP	3
IIIC	Tumor do saco vitelino	Neoadjuvante	BEP	2

2.3. Complicações

As complicações da quimioterapia foram observadas em 4 doentes (16,66%) e incluíram :

> Toxicidade hematológica em dois doentes, com anemia e neutropenia.

> Pneumonite induzida por bleomicina num doente.

> Insuficiência renal num doente.

3. Radioterapia

A radioterapia foi efectuada numa única rapariga pré-púbere de 10 anos de idade e o campo de irradiação foram os gânglios linfáticos lombo-aórticos.

VI. Evolução

Na nossa série, foi relatado que um doente com ressecção incompleta pós-quimioterapia de um disgerminoma de estádio IIIC continuava a progredir. Este doente tinha desenvolvido metástases hepáticas, tendo sido iniciada quimioterapia de segunda linha.

Foram observados 3 casos de recidiva metastática, que ocorreram após um período médio de 48 meses, com extremos que variaram de 24 a 120 meses.

Os dois casos de recorrência foram observados em doentes que não tinham recebido tratamento adjuvante e que tinham escapado: o primeiro caso era um teratoma imaturo de grau III de estádio IA e o segundo era um estádio IIIA.

A terceira recidiva foi na forma metastática de um tumor misto de células germinativas em estádio IIIB que tinha sido submetido a uma cirurgia radical com curativo pélvico e lombo-aórtico.

As metástases localizavam-se no fígado num doente, no pulmão no segundo e no mediastino e nos gânglios linfáticos supra-claviculares nos outros dois.

O tratamento consistiu em quimioterapia em todos os casos. (Quadro X)

Tabela X: Recorrência e metástases de acordo com o tipo histológico.

		Recorrência/ Metástases	
		Não	Sim
PIA	Força de trabalho	8	1
	%	88,9%	11,1%
PIB	Força de trabalho	2	0
	%	100,0%	0,0%

			6		0
PIC	Força de trabalho		6		0
	%		100,0%		0,0%
PDA	Trabalhadores		1		0
	%		100,0%		0,0%
PIIB	Força de trabalho		1		0
	%		100,0%		0,0%
PIIIA	Força de trabalho		0		1
	%			0,0%	100,0%
PIIIB	Força de trabalho		1		1
	%		50,0%		50,0%
PIIIC	Força de trabalho		7		1
	%		87,5%		12,5%

VII. Sobrevivência

1. Sobrevivência global

A sobrevivência foi estudada na nossa série para todos os doentes.

A data de desenvolvimento foi outubro de 2019 e consultámos os nossos pacientes em dezembro de 2019 por telefone.

Dois doentes perderam o seguimento após 4 e 6 anos.

Dos 28 pacientes, 21 estavam em remissão completa, ou seja, 75% dos casos.

Ocorreram 7 casos de óbito entre 12 meses e 180 meses após a cirurgia.

A causa de morte não estava relacionada com a doença num caso: um tumor vitelline IIIc que morreu de causa desconhecida 48 meses após tratamento conservador seguido de apenas 2 cursos de quimioterapia.

Nos restantes 6 doentes, a morte esteve relacionada com a doença. Nestes doentes, o tumor foi classificado como estádio IA, estádio IIIA, estádio III B e estádio IIIC em 3 casos. (Tabela XI)

Os três primeiros casos de morte ocorreram 12 meses, 45 meses e 48 meses após o diagnóstico positivo de cancro.

Tabela XI: Morte de acordo com o tipo histológico, estádio e opções de tratamento.

Estádio	Tipo histológico	Tratamento cirúrgico	Quimioterapia	Tipo	número	Mortes	Sobrevivência (meses)
IA	TERATOME IMATURA	CONSERVADOR	NÃO			SIM	60
IIIA	TERATOME IMATURA	CONSERVADOR	NÃO			SIM	45
IIIB	TUMOR DE CÉLULAS GERMINATIVAS MISTURADO	RADICAL	NEOADJUVENTE	VIP	5	SIM	120
IIIC	CARCINÓMIO EMBRYONARY	CONSERVADOR	NEOADJUVENTE	BEP	2	SIM	180
IIIC	DYSGERMINOME	RADICAL	NEOADJUVENTE	BEP	4	SIM	90
IIIC	TUMOR DO SACO VITELIN	CONSERVADOR	NEOADJUVENTE	BEP	2	SIM	48

| IIIC | DYSGERMINOME | RADICAL | NEOADJUVENTE | BEP | 4 | SIM | 12 |

Na nossa série, a sobrevida média da população estudada foi de 94 meses, com extremos que variaram de 1 a 250 meses.

A sobrevivência global para todos os estádios foi de 96,7% aos 2 anos, 85,7% aos 5 anos e 75,8% aos 10 anos.

A sobrevivência global aos 20 anos foi de 56,4%. (Figura 27)

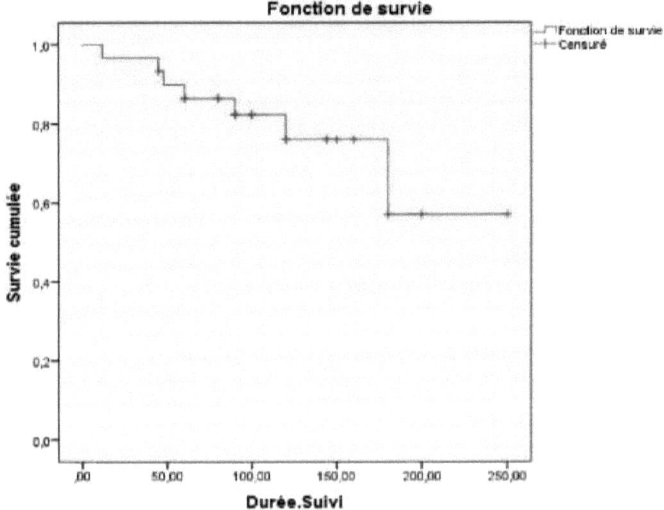

Figura 27: Sobrevivência global

2. Sobrevivência em função da idade

A idade foi um fator de prognóstico significativo (P=0,011). (Figura 28)

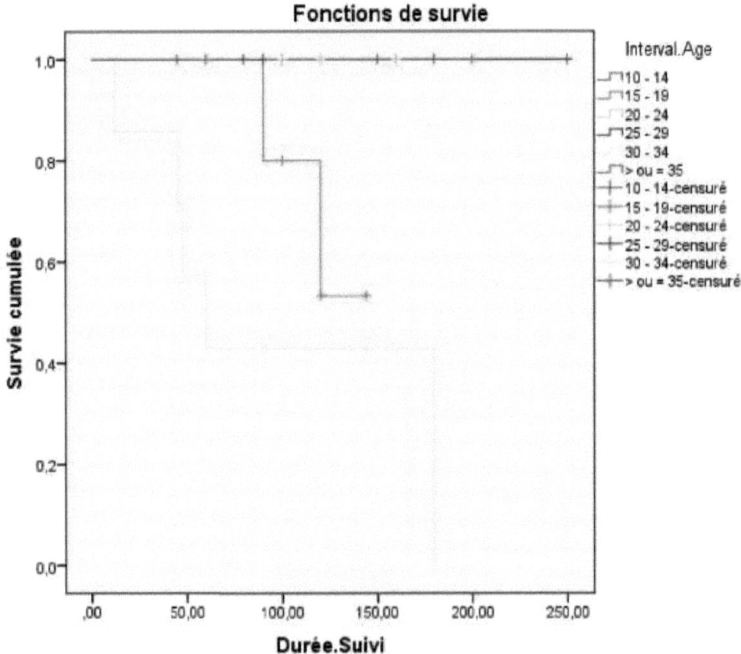

Figura 28: Sobrevivência global por grupo etário

A sobrevivência global para os doentes com mais de 30 anos foi de 50%, enquanto que para as mulheres com menos de 30 anos foi de 90%. Esta diferença foi estatisticamente significativa (P=0,029).

A sobrevivência global aos 2 e 5 anos foi melhor nos doentes com menos de 30 anos. Foi de 100%. Para os doentes com mais de 30 anos, a sobrevivência foi de 85% aos 5 anos e de 68% aos 5 anos. Esta diferença também foi estatisticamente significativa (P=0,029). (Figura 29)

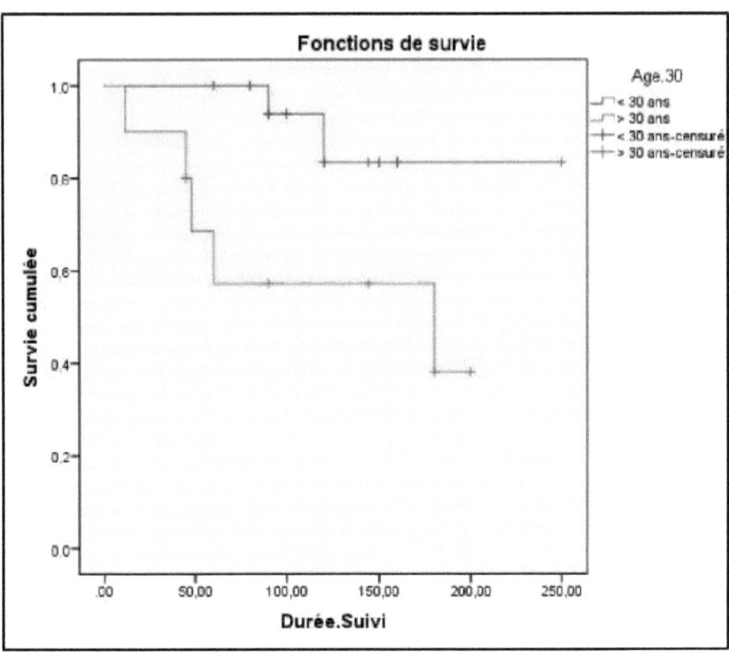

Figura 29: Sobrevivência global em função de Page

3. Sobrevivência em função do tamanho do tumor

A sobrevivência global dos doentes com tumores <20 cm foi melhor do que a dos doentes com tumores >20 cm.

De facto, para os tumores com dimensões superiores a 20 cm, a sobrevivência aos 5 e 10 anos foi de 60%, e para os tumores com dimensões inferiores a 20 cm foi de 100% aos 5 anos (P = 0,004) (Figura 30).

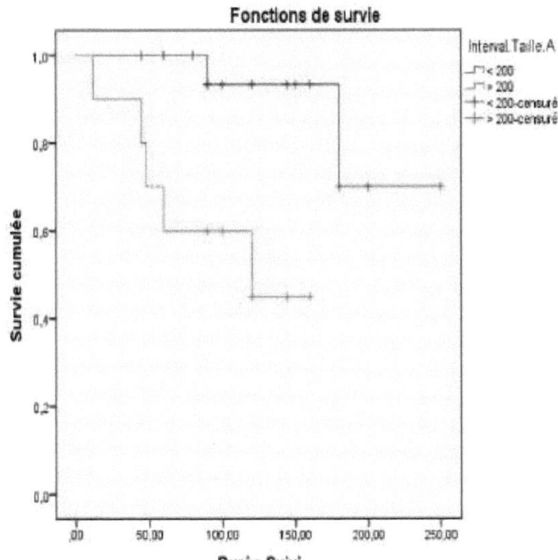

Figura 30: Sobrevivência global em função do tamanho do tumor

4. Sobrevivência de acordo com o estádio do tumor

A sobrevivência global aos 5 e 10 anos para os doentes classificados como estádio I foi de 94,7%.

A taxa para os doentes classificados como estádio II foi de 100%.

Nos doentes classificados como estádio III, a sobrevivência global aos 5 anos foi de 73,2% e 62,4%, respetivamente. (Figura 31/32)

A diferença foi estatisticamente significativa (P=0,014).

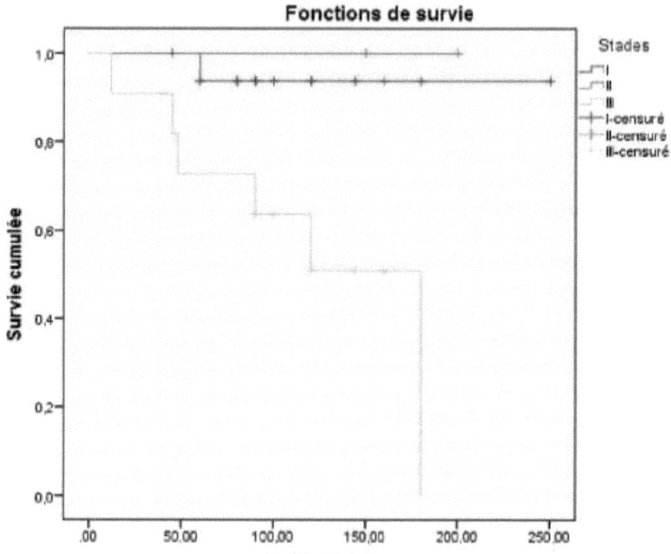

Figura 31: Sobrevivência global em função do estádio do tumor

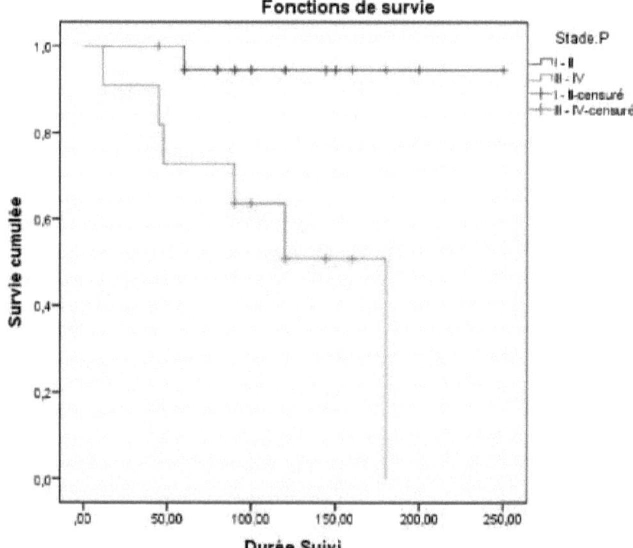

Figura 32: Sobrevivência global de acordo com o estádio combinado do tumor

5. Sobrevivência em função do tempo de consulta

A sobrevida global foi superior para as pacientes que consultaram antes do 6º mês de
evolução; foi de 86,4%, enquanto que para as mulheres que consultaram após um
intervalo de 6 meses foi de 50%. Esta diferença foi estatisticamente significativa
(P=0,033). (Figura 33)

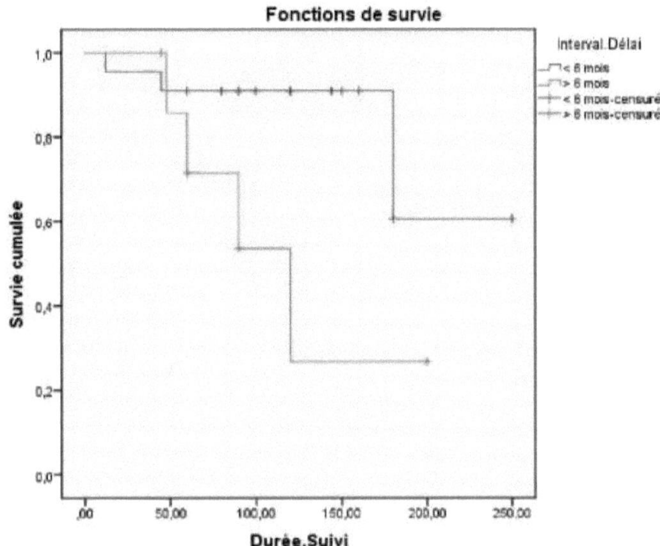

Figura 33: Sobrevivência em função do tempo de consulta

6. Sobrevivência de acordo com o tipo histológico

A sobrevivência global foi melhor para o BMSCT não disgerminomatoso do que para o BMSCT disgerminomatoso aos 2 e 10 anos. Esta diferença não foi estatisticamente significativa (P=0,053). (Figura 34)

A sobrevivência global foi ligeiramente melhor para os teratomas imaturos do que para os outros TNMNDs. Foi de 85,7%, 80% para os carcinomas embrionários e 66,7% para os tumores vitelinos (P = 0,054) (Figura 35).

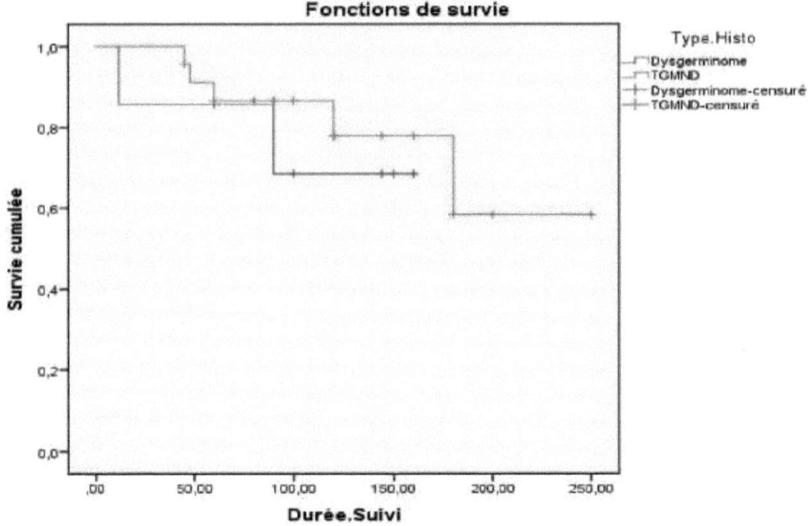

Figura 34: Sobrevivência por tipo histológico

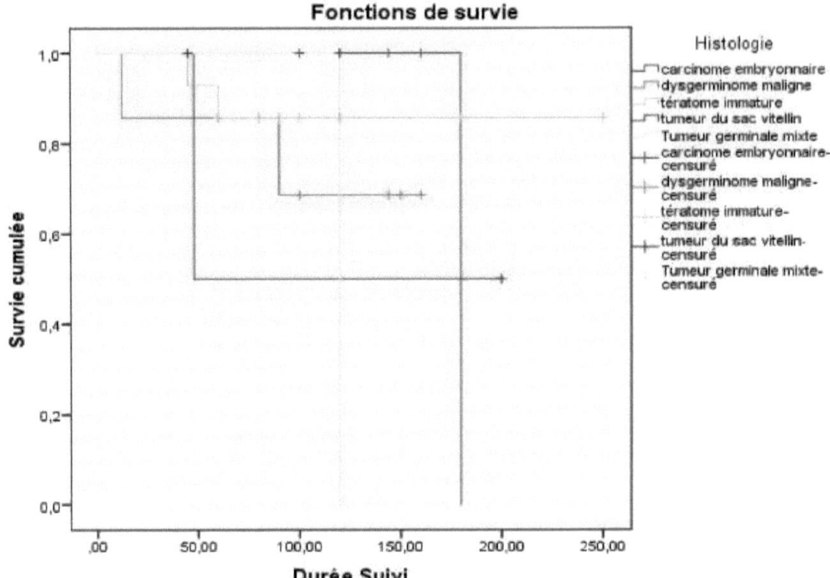

Figura 35: Sobrevivência por subtipo histológico

7. Sobrevivência de acordo com o tipo de cirurgia

A sobrevivência global a curto prazo (2 e 5 anos) foi comparável entre os doentes com tratamento conservador e radical.

No entanto, a longo prazo (10 anos), foi melhor nos doentes que tinham sido submetidos a tratamento conservador: 83% contra 50%.

Esta diferença não foi estatisticamente significativa (P=0,34). (Figura 36).

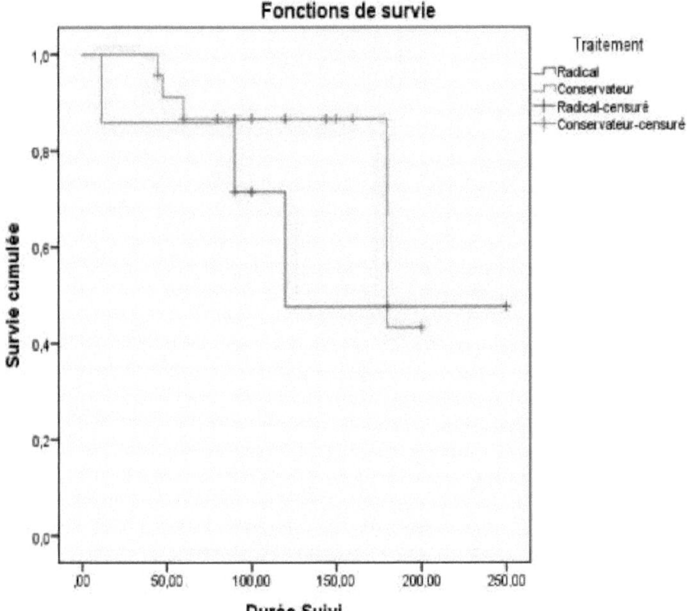

Figura 36: Sobrevivência por tipo de cirurgia

8. Sobrevivência de acordo com o grau histológico

Não houve diferença significativa entre os três graus histológicos para teratomas imaturos em termos de sobrevivência global (P=0,13) (Figura 37).

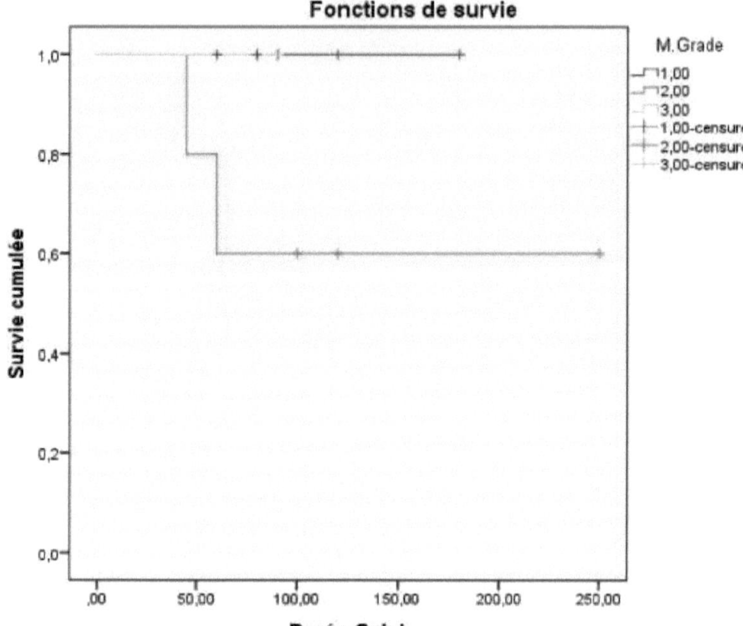

Figura 37: Sobrevivência global dos teratomas imaturos de acordo com o grau histológico

9. Sobrevivência em função do número de cursos de quimioterapia

A sobrevivência global foi melhor nos doentes que receberam três ou quatro cursos de quimioterapia em comparação com os que receberam apenas dois cursos. (P= 0,57) (Figura 38)

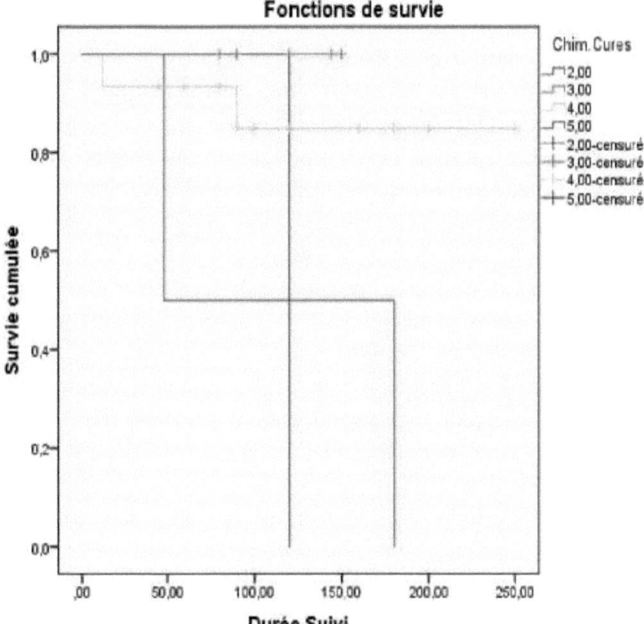

Figura 38: Sobrevivência em função do número de cursos de quimioterapia

VIII. Fertilidade

Das 17 pacientes que tinham sido previamente submetidas a tratamento conservador, 9 conseguiram engravidar, 7 delas espontaneamente e 2 induzidas (por infertilidade masculina).

Das outras sete pacientes, 5 ainda são solteiras e não casadas, 2 já tiveram filhos e estão atualmente a tomar um dispositivo intrauterino (DIU) de levonorgestrel.

4 Discussão

A. Discussão da metodologia

O nosso estudo é um estudo descritivo retrospetivo realizado nos Serviços de Ginecologia-Obstetrícia, Oncologia Médica e Anatomopatologia do Hospital Universitário FARHAT HACHED em Sousse durante um período de 21 anos (1 de setembro de 1998 a 30 de setembro de 2019). Este trabalho permitiu recolher os vários dados clínicos, histológicos e terapêuticos de uma patologia ovárica bastante rara que é a patologia germinal maligna do ovário (TGMO).

No decorrer deste trabalho, utilizámos uma ficha de recolha de dados que, para além de dados epidemiológicos, incluía dados clínicos, radiológicos, biológicos, anatomopatológicos, terapêuticos e prognósticos.

O tamanho da amostra é de 30 pacientes com GIST. Seria interessante efetuar o estudo com uma série maior, mas dado que a patologia em questão é muito rara, um estudo prospetivo parece difícil e inviável. No entanto, esta é a maior série tunisina relativa ao TGMO.

Embora o tamanho deste estudo seja pequeno, os resultados parecem ser consistentes com séries maiores. No entanto, seria mais interessante recolher os outros casos de TGMO diagnosticados ao nível dos outros registos oncológicos do país, de modo a estabelecer uma série nacional deste tumor, no âmbito de um registo nacional de tumores ováricos raros, como acontece noutros países europeus.

Os dados foram recolhidos a partir de registos médicos e a informação pode, por vezes, estar em falta ou incompleta.

A utilização da recolha de dados por telefone altera relativamente a exatidão da informação.

O estudo coloca o problema da heterogeneidade da população estudada em termos de idade, desejo de gravidez e atividade genital. Por outro lado, permite estudar a doença em dois grupos distintos e, posteriormente, estabelecer duas possíveis estratégias adaptadas ao prognóstico desta entidade patológica.

B. Discussão dos resultados

Os objectivos do nosso estudo foram descrever as caraterísticas epidemiológicas, diagnósticas, anatomopatológicas, terapêuticas e prognósticas dos tumores malignos das células germinativas do ovário no Serviço de Ginecologia-Obstetrícia do Hospital Universitário FARHAT HACHED de Sousse, e comparar os nossos resultados com a literatura, a fim de propor um diagrama de decisão que possa melhorar a gestão desta entidade no nosso contexto.

I. Dados epidemiológicos

1. Frequência

Os GIST são neoplasias ginecológicas raras. Representam aproximadamente 2% a 3% de todos os cancros do ovário nos países ocidentais e 29% de todos os tumores malignos das células germinativas. [9]

Ocorre principalmente em mulheres jovens, com uma taxa de incidência de 75% em mulheres com menos de 30 anos [9].

Em 2011, o número de novos casos a nível mundial foi de 5,3 por milhão[10]. 10] Na maioria dos países, a taxa de ocorrência é, em média, inferior a 3% da população[11]. 11] No entanto, a Ásia registou a maior proporção de casos, com 4,3%, devido ao perfil etário mais jovem da população[11]. [11] Nas outras regiões, as taxas de incidência registadas são de 2,5% na Oceânia, 2,0% na América do Norte e 1,3% na Europa. [11]

Entre outras coisas, foram observadas diferenças étnicas e raciais, com um aumento da incidência de TGMO em mulheres negras e orientais, que apresentam 5 a 14% dos cancros do ovário, em contraste com as mulheres ocidentais, onde representam 2% dos cancros do ovário. [12]

Na nossa série, a incidência de TGMO foi de 4,7%. Estamos de acordo com estes estudos.

1.1. Disgerminomas

Os disgerminomas são comparáveis aos seminomas testiculares. É a variante histológica mais comum dos OMGTs e representa 40% dos tumores malignos das células germinativas do ovário. [13]

No entanto, os disgerminomas ocorrem menos frequentemente em mulheres negras. De facto, num estudo que incluiu 2196 doentes com TMO, dos quais 1654 eram caucasianos e 328 negros, o autor referiu que 28,5% dos tumores eram disgerminomas e que a frequência destes últimos era mais elevada nos doentes caucasianos (32,9% vs 9,8% nas mulheres negras). [12]

No nosso estudo, a frequência foi de 23%.

1.2. TGMND

O Registo de Vigilância, Epidemiologia e Resultados Finais (SEER) do Instituto Nacional do Cancro referiu que os teratomas imaturos eram a forma mais comum de TGMND, representando 35,6%, seguidos dos tumores do saco vitelino (14,4%) e, menos frequentemente, dos tumores mistos de células germinativas (5,3%) e do carcinoma embrionário (4,1%) [14]. Estes resultados foram semelhantes aos de Hinchcliff et al, que também mostraram que os teratomas imaturos ocorreram menos frequentemente em mulheres brancas (35,5%) em comparação com mulheres negras (50%) [12].

Quadro XII: Frequências de TGMND

	SEER / Instituto Nacional do Cancro	Os nossos resultados
Teratoma imaturo	35,6%	46.7%
Tumor do saco vitelino	14,4%	10%
Carcinoma embrionário	4,1%	16,7%
Tumores mistos de células germinativas	5,3%	3.3%

Os coriocarcinomas são excecionalmente raros e representam 2,1% a 3,4% de todos os

TGMOs. [14]

Revendo a literatura, os coriocarcinomas são mais raros na sua forma pura, estando frequentemente associados a outros contingentes, como teratomas imaturos, disgerminomas e carcinomas embrionários, porque a sua origem embriológica é idêntica. [15]

Não encontrámos casos de coriocarcinoma puro ou impuro na nossa série.

No nosso estudo, ao contrário do que havia sido previamente referido por vários autores, o teratoma imaturo foi o tipo de TGMO mais frequentemente representado (46,7%).

2. Idade de início

De acordo com a literatura, a incidência de cancro do ovário é de 0,1 por 100 000 mulheres em raparigas com menos de 9 anos, em comparação com 1,1 por 100 000 em raparigas com idades compreendidas entre os 10 e os 19 anos, sendo a maioria (~80%) TGMO em todos os grupos etários [16].

A DECH pode estar presente na primeira infância, mas a sua incidência aumenta acentuadamente a partir dos 5 anos de idade e continua com o início da puberdade, atingindo uma taxa de incidência máxima de 1,2 por 100 000 mulheres com idades compreendidas entre os 15 e os 19 anos [17 - 18].

O subtipo histológico mais comum nestas jovens raparigas é o disgerminoma [18]. A maioria destes ocorre antes dos 40 anos de idade, com 75% diagnosticados entre os 10 e os 30 anos de idade, enquanto os teratomas imaturos são normalmente diagnosticados por volta dos 20 anos de idade, e os tumores do saco vitelino do ovário e os carcinomas embrionários são diagnosticados antes de a doente atingir os 20 anos de idade [19].

Algumas publicações raras descreveram a ocorrência de TGMO em doentes com mais de 50 anos. [20]

Na nossa série, a idade média dos doentes com teratomas imaturos foi de 25 anos, enquanto a dos doentes com carcinomas embrionários e tumores do seio endodérmico foi de 21 e 35 anos, respetivamente.

3. Factores de risco

Apesar da multiplicidade de estudos realizados na tentativa de identificar os factores etiológicos responsáveis pela génese do TGMO, a causa exacta do TGMO continua por determinar.

3.1. Fator genético

A existência de casos familiares e a idade jovem de aparecimento dos GIST sugerem a existência de uma predisposição ou causa genética hereditária. Esta hipótese foi reforçada por vários estudos epidemiológicos que demonstraram que as alterações genéticas podem contribuir para o desenvolvimento de GIST, tais como os genes supressores de tumores clássicos e os oncogenes.

De acordo com I. Ray-Coquard, os GIST estão ligados à presença de um isocromossoma no braço curto do cromossoma 12, [i (12p)], que não se encontra em nenhum outro tipo de cancro. [21], enquanto a mutação do gene C-Kit, que codifica o recetor da tirosina quinase, tem um papel importante na diferenciação seminomatosa, de acordo com Tian Q. [22]

Por outro lado, os indivíduos com mutações autossómicas BRCA-1 / BRCA-2 são geralmente mais propensos a desenvolver TGMO. [23]

As famílias com TGMO são raras. Até à data, apenas foram descritas 10 famílias com tumores malignos das células germinativas do testículo e do ovário e 8 famílias com 2 membros da família com TGMO [24].

Na maioria destas famílias, o disgerminoma puro é o tumor mais comum, seguido do teratoma imaturo e dos tumores mistos de células germinativas. [24]

Na nossa série, não se registaram casos familiares de TGMO.

3.2. Disgenesia gonadal

O papel da disgenesia gonadal também tem sido sugerido por muitos autores, dada a sua associação frequente com a TGMO [25, 26]. Na série de RZEPKA et al. 10,1% dos doentes tinham disgenesia gonadal e um cariótipo anormal [25].

Aos gonadoblastomas, que são tumores benignos que surgem quase exclusivamente em gónadas disgénicas e que em 50% dos casos evoluem para TMO, foi dado o nome de tumor de células germinativas in situ [26, 27, 28].

3.3. Outros factores

Atualmente, foram identificados vários factores de risco, incluindo a endometriose, a síndrome dos ovários poliquísticos, a exposição hormonal e a utilização materna de hormonas exógenas (contraceção oral após a conceção), um índice de massa corporal materno elevado e uma idade da primeira gravidez inferior a 20 anos [23].

Para além das modificações genéticas, factores ambientais como a exposição a substâncias perigosas, incluindo plásticos, pesticidas e dioxinas, podem também contribuir para a proliferação de BMT. [23]

Para Schulman LP, as interações entre mutações germinativas e somáticas, por um lado, e factores ambientais, por outro, podem ser responsáveis pela expressão fenotípica dos TGMOs. [29]

No que diz respeito aos teratomas imaturos, a revisão da literatura não encontrou quaisquer factores de risco para além do facto de se tratar geralmente de doentes jovens nuligestas que podem ter uma história de quistos dermóides. [30]

Na nossa série, a idade jovem e a nuligestão são os principais factores de risco.

Nenhum dos nossos doentes apresentava sintomas que pudessem corresponder a disgenesia gonadal (atraso na puberdade e/ou atraso na altura e peso), mas um doente tinha sido previamente operado a um teratoma maduro.

II. ESTUDO CLÍNICO Estudo clínico

1. Circunstâncias da descoberta

Atualmente, não existem sintomas ou sinais patognomónicos para o GIST, e estes sinais são frequentemente múltiplos, subtis e inespecíficos.

De acordo com a maioria dos autores, a dor abdominal associada a uma massa pélvico-abdominal palpável continua a ser o principal sintoma e está presente em cerca de 85% dos doentes. [31]

ʾA dor abdominal aguda, devida à torção do anexo ou à rutura do tumor, pode ocorrer em casos raros e pode apresentar-se como uma síndrome abdominal aguda. De facto, os tumores do seio endodérmico ou os tumores com um componente misto são frequentemente diagnosticados erradamente como apendicite aguda devido à sua apresentação aguda. [31]

Outros sinais menos comuns são a distensão abdominal (35%), febre (10%), ascite (10%) e hemorragia vaginal (10%) [32].

Mais raramente, é a descoberta e o aparecimento de um indicador crítico de malignidade: o nódulo "Mary Joseph sreur", que pode levar ao diagnóstico. [33]

Na nossa série, o aumento do abdómen foi observado em 17% dos doentes e a dor abdominal em 45%.

A sintomatologia abdominal aguda estava presente numa doente submetida a cirurgia de urgência por suspeita de torção do anexo e tratava-se de um disgerminoma torcido de estádio IA.

Estes tumores podem ser descobertos incidentalmente; em 37% dos disgerminomas de acordo com a ABOUT, 20% dos teratomas imaturos de acordo com a HESLAN [34, 30]. Num dos nossos doentes, a descoberta foi fortuita durante a investigação de uma tromboflebite.

A alteração do estado geral foi observada em 25% dos casos na série de ABOUT [34] e em 11% dos casos no nosso estudo. A febre esteve presente em 10-25% dos casos [35].

É também importante notar a frequência da associação do TGMO e da gravidez, que pode atingir 25 a 35% dos disgerminomas, enquanto que é de apenas 2 a 5% para todos os tumores malignos do ovário, sendo esta frequência explicada pela ocorrência destes tumores em doentes em idade fértil. [36, 37]

Na nossa série, não se registaram casos de gravidez.

2. Prazo de consulta

Existem grandes diferenças clínicas entre o GIST e o carcinoma epitelial do ovário. O carcinoma epitelial do ovário permanece silencioso durante muito tempo, ao passo que o GIST progride rapidamente e os sintomas desenvolvem-se e aparecem frequentemente num curto espaço de tempo, o que explica o facto de o GIST ser frequentemente diagnosticado quando a doença ainda se encontra numa fase inicial.

Os TGMO podem crescer muito rapidamente. Kurman e Norris [38], na sua série de 71 casos de tumores do saco vitelino do ovário, descreveram o caso de duas doentes que tinham exames normais 4 semanas antes da descoberta dos seus tumores (9 cm e 12 cm de maior diâmetro). Descreveram também um outro caso de uma mulher que tinha sido monitorizada a intervalos regulares desde o início da gravidez e que desenvolveu um tumor de 23 cm na altura da sua ooforectomia (realizada às 14 semanas de gestação). Esta taxa de crescimento rápido pode explicar a elevada taxa de lacerações capsulares observadas aquando da cirurgia e no exame patológico.

Na nossa série, o tempo médio entre o aparecimento dos primeiros sinais e a data da consulta foi de 3 meses. Para o estádio III, foi de 4,5 meses, enquanto para o estádio I foi de 3 meses.

III. INVESTIGAÇÕES RADIOLÓGICAS Investigações radiológicas

1. Ecografia pélvica

Trata-se do exame paraclínico fundamental para a exploração das massas anexiais e dos tumores do ovário em particular. Aponta para a natureza orgânica do tumor e permite estabelecer uma presunção de malignidade através da análise morfológica do tumor do ovário e da demonstração de ascite, adenopatia pélvica e/ou metástases hepáticas ou peritoneais.

Para Emoto et al, a utilização de ultra-sons combinados com Doppler a cores por via transvaginal permite diferenciar tumores benignos de tumores malignos através da avaliação do fluxo sanguíneo intra-tumoral. [39]

2. Tomografia computorizada abdominal e pélvica

A tomografia computorizada (TC) nem sempre é necessária para o diagnóstico; é um complemento não obrigatório da ecografia para o diagnóstico e para determinar a extensão dos tumores do ovário.

Permite a fixação de uma massa abdomino-pélvica ao ovário.

A TC não é a melhor forma de explorar pequenos tumores, mas continua a ser essencial para a avaliação da extensão pré-operatória, vigilância pós-operatória e diagnóstico precoce de recidiva.

As tomografias computorizadas abdominais e pélvicas também podem ser utilizadas para explorar áreas de gânglios linfáticos.

3. Imagem por ressonância magnética (MRI)

Está a desempenhar um papel cada vez mais importante na investigação dos tumores pélvicos. A sua sensibilidade tecidular permite uma perfeita delimitação anatómica e uma caraterização mais detalhada da lesão, o que é particularmente importante quando existe um componente disgerminomatoso. [40]

A ressonância magnética pode ser utilizada para determinar a origem dos tumores pélvicos e a sua relação com os órgãos vizinhos (bexiga, reto) e a pélvis.

parede pélvica. Por conseguinte, tem um duplo papel: estabelecer a extensão loco-regional e monitorizar os tumores tratados.

Na nossa série, a ecografia foi realizada em 24 (80%) dos nossos doentes. Esta mostrou uma massa anexial com uma ecoestrutura heterogénea em 87,5% dos casos, com um aspeto quístico sólido em 66,7% dos casos, e revelou ascite em 37,5% dos casos.

A TC foi realizada em 11 dos nossos doentes, confirmando os achados ecográficos e permitindo associar a massa ao ovário nos dois casos em que a origem do tumor não pôde ser determinada por ecografia.

100% dos doentes que receberam uma TAC tinham uma formação tumoral >150 mm. Não se registou qualquer envolvimento dos gânglios linfáticos na TC abdominopélvica.

4.1. Aspectos radiológicos dos disgerminomas

Com algumas excepções, os disgerminomas são tipicamente puramente sólidos. Na ecografia, estão divididos em lóbulos, com ecogenicidade heterogénea, contornos lobulares suaves e bordos bem definidos, e são ricamente vascularizados ao Doppler a cores. [41]

O aspeto lobular também é observado na TAC; o tumor é predominantemente sólido, com manchas de necrose separadas por septos vascularizados. Podem estar presentes calcificações com um aspeto salpicado. [41]

A imagem mais caraterística na ressonância magnética (RM) é a de uma massa sólida dividida em lóbulos por septos fibro-vasculares. Os disgerminomas têm uma intensidade de sinal baixa em relação ao músculo nas imagens ponderadas em T1 e são isointensos ou ligeiramente hiperintensos nas imagens ponderadas em T2. Normalmente, os septos são hipointensos ou isointensos em T2 e difíceis de apreciar em T1, com realce intenso após administração de contraste. [41]

4.2. Aspectos radiológicos dos tumores do saco vitelino

Os achados imagiológicos dos tumores do saco vitelino incluem frequentemente uma massa mista sólida e quística com um componente hemorrágico. O contorno externo é geralmente liso [41].

Na ecografia, os componentes sólidos são heterogeneamente ecogénicos e os espaços quísticos estão divididos por septos.

O sinal do ponto brilhante é um achado comum na RM e na TC. Estes focos de realce são atribuídos a vasos dilatados, dada a natureza altamente vascular destes tumores. Embora comum, o sinal do ponto luminoso não é patognomónico para o tumor do saco vitelino, uma vez que outros tumores de células germinativas podem ter caraterísticas morfológicas semelhantes. [41].

Outra caraterística imagiológica descrita nos tumores do saco vitelino são as lacerações capsulares. Embora frequentemente observadas nos tumores do saco vitelino, as lacerações capsulares não são patognomónicas, uma vez que outros tumores do ovário, incluindo os teratomas quísticos maduros, podem apresentar lacerações capsulares [41]. As áreas de hemorragia têm uma intensidade de sinal elevada nas imagens de RM ponderadas em T1.

4.3. Aspectos radiológicos dos teratomas imaturos

A imagiologia dos teratomas imaturos é inespecífica e assemelha-se a outras neoplasias sólidas do ovário na ecografia, aparecendo como uma massa sólida heterogénea com pequenas calcificações dispersas. Os focos de gordura aparecem como áreas de ecogenicidade aumentada [41].

Na RM e na TC, os teratomas imaturos apresentam-se como uma massa predominantemente sólida com calcificações irregulares grosseiras e numerosos quistos de tamanho variável. O componente sólido tem atenuação de tecidos moles na TC e uma ampla gama de intensidades de sinal em imagens ponderadas em T2.

Ao contrário dos teratomas quísticos maduros, em que os quistos contêm predominantemente fluido sebáceo gordo, nos teratomas imaturos os quistos têm predominantemente uma atenuação e intensidade de sinal semelhantes às do fluido simples [41] e nos teratomas imaturos as calcificações são pequenas, irregulares e dispersas por todo o tumor, ao passo que nos teratomas quísticos maduros são geralmente grosseiras ou em forma de dente.

4.4. Aspectos radiológicos dos coriocarcinomas não gestacionais

Existem poucos relatos disponíveis sobre as caraterísticas imagiológicas do coriocarcinoma não gestacional. No entanto, foi descrita uma massa anexial bem definida de ecogenicidade mista na ecografia pélvica. Isto ajuda a excluir a gravidez uterina ou extra-uterina em doentes com níveis elevados de eHCG.

Na RM, atenuações anormais do sinal que representam estruturas vasculares e pequenas cavidades quísticas são observadas em componentes sólidos em imagens ponderadas em T2, e focos com elevada intensidade de sinal, resultantes de hemorragia, podem ser observados em partes sólidas em imagens ponderadas em T1 [41].

5. Aspectos radiológicos dos tumores mistos de células germinativas

Até onde sabemos, não há relatos sobre as caraterísticas radiológicas dos GISTs mistos. Na nossa experiência, manifestam-se como uma massa sólida com áreas de alteração cística resultantes de hemorragia ou necrose ou uma lesão cística com componentes sólidos. Podem ser observadas gordura intra-lesional ou calcificações se estiver presente um elemento de teratoma imaturo.

IV. Marcadores tumorais

Os marcadores tumorais têm múltiplas vantagens, tanto nas fases de diagnóstico e terapêutica como no seguimento subsequente. [42]

Os TGMO podem segregar quatro marcadores biológicos que diferem de acordo com o tipo histológico do tumor: a hormona coriónica gonadotrópica (HCG), a subunidade beta livre desta hormona (eHCG), a alfa-freeto-proteína (AFP) e a lactato desidrogenase (LDH). [42]

O TGMO pode estar associado a um aumento da fosfatase alcalina e do antigénio do cancro 125. [43]

Estes marcadores tumorais podem ser encontrados in situ por métodos imunohistoquímicos ou no estado circulante no plasma. [43]

Os níveis plasmáticos de AFP e eHCG estão proporcionalmente relacionados com o volume do tumor. [42]

No caso dos tumores malignos de células germinativas seminomatosas, os disgerminomas puros têm um contingente não secretor. No entanto, 5% dos tumores contêm sincitiotrofoblastos que produzem ehCG. A LDH e a fosfatase alcalina estão frequentemente elevadas de forma não específica. [44]

Para os tumores malignos não-seminomatosos das células germinativas: tumor do saco vitelino com secreção de AFP, coriocarcinoma com secreção de eHCG e carcinoma embrionário e poliembrioma podem produzir AFP e eHCG. [44]

Enquanto que o carcinoma embrionário e os teratomas imaturos podem ser puros ou, num terço dos casos, AFP secretos (teratomas ováricos imaturos com focos de tumor do saco vitelino) [44].

Os tumores mistos de células germinativas podem também segregar eHCG, aFP, ou ambos, dependendo do componente.

Oitenta e oito por cento dos tumores de células germinativas do ovário aumentaram a isoenzima 1 da desidrogenase láctica sérica. [44] (quadro XIII)

Quadro XIII: Marcadores tumorais TGMO.

Type de tumeur	AFP	HCG	LDH
Dysgerminome	-	+/-	+
Tumeur vitelline	+	+	+/-
Tératome immature	+/-	-	+/-
Carcinome embryonnaire	+/-	+/-	+/-
Choriocarcinome	-	+	+/-
Tumeur mixte	+/-	+/-	+/-

A exérese tumoral aparentemente completa deve ser acompanhada de uma normalização dos marcadores num prazo máximo de 90 dias.

Deve suspeitar-se de um exercício incompleto se as taxas estagnarem ou voltarem a subir. [42]

Embora estes marcadores não sejam específicos, a sua medição pode fornecer informações prognósticas e pode ser útil na monitorização da doença para detetar recidivas subclínicas; por esta razão, o eHCG quantitativo, aFP, a desidrogenase láctica e o CA-125 devem ser medidos no pré-operatório em todas as mulheres jovens que apresentem uma massa pélvica. [45]

Na nossa série, devido à raridade dos tumores de células germinativas que não foram inicialmente considerados, os ensaios de marcadores tumorais não foram efectuados no pré-operatório em 73% dos casos e, na maioria dos casos, apenas alguns marcadores (CA125, AFP) foram analisados.

V. Estudo anatomopatológico

1. Classificação histológica

Desde 2003, a Organização Mundial de Saúde classificou os diferentes tipos histológicos de GIST em três categorias principais (Tabela XIV), e esta classificação inclui todas as neoplasias derivadas histologicamente do epitélio primordial das células germinativas da gónada embrionária. [41]

Tabela XIV: Classificação histológica do TGMO.

Classificação da Organização Mundial de Saúde (OMS)	
Tumores primários de células germinativas	Disgerminomas
	tumores vitelinos (tumores do saco vitelino)
	Carcinoma embrionário
	Poli embrião eu
	Coriocarcinoma não gestacional
	Misto T
Teratomas bifásicos ou trifásicos	Teratoma imaturo (grau de acordo com o componente glial)

	Teratoma sólido e cístico maduro
	Tfiliforme ou homonculus
Teratoma monodérmico	Grupo Struma ovarii
	Grupo de c a rc i noTd e outras lesões malignas

2. Exame anatomopatológico

2.1. Disgerminomas

Ao exame macroscópico, os disgerminomas do ovário são tipicamente sólidos e bem encapsulados, com um diâmetro médio de 15 cm.

Ao corte, apresentam-se lobulados, carnudos e de cor branco-acinzentada ou bege-clara, com áreas de necrose e hemorragia.

Os disgerminomas podem ser bilaterais, com envolvimento do ovário contralateral em 6,5% a 10% dos casos [46-47].

Os disgerminomas da nossa série eram rectos em 85,7% dos casos, bilaterais num caso e puramente sólidos em 71% dos casos. Tinham um tamanho médio de 16,5 cm.

O aspeto microscópico dos disgerminomas do ovário é caraterístico e idêntico ao dos seminomas do testículo. Os disgerminomas do ovário são compostos por manchas de células uniformes conhecidas como "células seminomatosas", divididas em lóbulos mal demarcados por cordões fibrosos e infiltradas por linfócitos T. As células têm um citoplasma eosinofílico claro e um núcleo central grande, redondo ou achatado, com um ou mais nucléolos proeminentes. As mitoses são frequentemente numerosas [41].

2.2. Tumores da gema

Os tumores do saco vitelino são tumores de células germinativas cuja estrutura celular se assemelha à do saco vitelino primitivo. O termo tumor do saco vitelino é mais abrangente do que o termo tumor do seio endodérmico.

Os tumores do saco vitelino apresentam-se como grandes massas encapsuladas com um diâmetro médio de 15 cm e têm normalmente uma superfície externa lisa. Em secção transversal, apresentam tipicamente uma mistura de componentes sólidos e quísticos. Os componentes sólidos são cinzentos a amarelos, com extensas áreas de hemorragia e necrose. Os cistos variam de alguns milímetros a 2 cm de diâmetro e são difusamente distribuídos pelo tecido, dando à neoplasia uma "aparência alveolar" [41]. As lacerações capsulares, devido à rápida taxa de crescimento destes tumores, foram descritas no exame patológico e ocorrem em 27% dos casos [41]. Os tumores do saco vitelino são bilaterais em menos de 5% dos doentes e o ovário contralateral contém um quisto dermoide em aproximadamente 10% dos casos [41].

Na nossa série, o diâmetro médio do tumor foi de 17 cm, com uma cor branco-acinzentada e uma superfície lisa em ambos os casos. Eram sólido-císticos em 2/3 dos casos.

Podem ser observados dez perfis histológicos diferentes nos tumores do saco vitelino: microcístico, endodérmico sinusal, sólido, alvéolo-glandular, vitelino polivesicular, mixomatoso, papilar, macrocístico, hepatóide e glandular. [46]

Os corpos de Schiller-Duval são os aspectos mais caraterísticos dos tumores do saco vitelino e correspondem a formações papilares centradas por um vaso sanguíneo numa cavidade com um revestimento epitelial achatado. A presença de corpos de Schiller-Duval pode ser considerada diagnóstica de um tumor do saco vitelino; no entanto, em alguns casos, podem ser atípicos ou estar ausentes. A sua ausência não exclui o diagnóstico de tumor do saco vitelino se a aparência do tumor for típica [46].

2.3. Coriocarcinomas não gestacionais

O tumor é geralmente unilateral, tem entre 4 e 25 cm de diâmetro, é sólido, de cor acinzentada e altamente hemorrágico. Frequentemente há uma rutura capsular associada a hemoperitoneu. [48]

O aspeto típico do coriocarcinoma é um arranjo plexiforme de células sincitiotrofoblásticas com células mononucleares, principalmente citotrofoblastos, em torno de focos de hemorragia. [48]

Os coriocarcinomas devem ser divididos em coriocarcinomas gestacionais e coriocarcinomas não gestacionais, que apresentam diferenças imuno-histoquímicas [48].

2.4. Carcinomas embrionários

Em geral, os carcinomas embrionários são unilaterais e de grandes dimensões, com um tamanho médio de 17 cm. Macroscopicamente, têm uma superfície externa lisa e, em secção, são moles, com um aspeto muito variável e extensas áreas de hemorragia e necrose. São predominantemente sólidos, com espaços císticos contendo material mucoide. [49].

O carcinoma embrionário caracteriza-se histologicamente pela presença de aglomerados de grandes células pleomórficas que, por vezes, formam papilas. Os núcleos são normalmente grandes, apinhados, pleomórficos e vesiculares, com nucléolos proeminentes [50-51]. Os carcinomas embrionários podem ocorrer numa forma pura ou como um componente de um tumor misto de células germinativas. Os componentes mais comuns associados aos carcinomas embrionários em tumores mistos de células germinativas são os tumores do saco vitelino e os disgerminomas [48].

Os carcinomas embrionários da nossa série eram sólidos em 80% dos casos. Tinham um tamanho médio de 15 cm.

2.5. Poliembriomas

Os poliembriomas são TGMOs extremamente raros. Desde a sua descrição inicial, apenas 15 casos foram relatados na literatura médica inglesa, nenhum deles na forma pura, mas sim como um componente de TGTs mistos em crianças e mulheres jovens [46, 50, 51].

Os teratomas imaturos e os tumores do saco vitelino são os componentes mais frequentemente relatados associados ao poliembrioma em tumores mistos de células germinativas. [51]

Os poliembriomas são unilaterais e grandes, com uma superfície microcística. Microscopicamente, consistem em pequenos corpos semelhantes a embrióides com "discos germinais" centrais compostos por epitélio de carcinoma embrionário e duas cavidades: uma cavidade dorsal semelhante à cavidade amniótica e uma cavidade ventral semelhante à cavidade do saco vitelino. Os corpos embrióides estão localizados num estroma redematoso a mixoide com vasos sanguíneos proeminentes [50].

2.6. Tumores mistos de células germinativas

Os tumores mistos de células germinativas do ovário são compostos por vários elementos de células germinativas, principalmente disgerminoma, teratoma e tumor do saco vitelino, embora possam estar presentes outros elementos como o coriocarcinoma, o poliembrioma e o carcinoma embrionário [46].

Na nossa série, o tumor misto de células germinativas consistia num teratoma imaturo de grau II e num carcinoma embrionário.

2.7. Teratomas imaturos

Os teratomas imaturos são normalmente unilaterais. Contêm tecido imaturo ou embrionário, o que os distingue dos teratomas maduros [53]. [53] Em geral, os teratomas imaturos são maiores (14-25 cm) do que os teratomas quísticos maduros (média de 7 cm) [53]. A maioria dos teratomas imaturos é considerada uma massa encapsulada que é predominantemente sólida, macia e carnuda quando cortada. Podem estar presentes pequenos quistos. Normalmente, as áreas císticas estão preenchidas com fluido seroso, mucinoso ou sebáceo gordo. A superfície de corte é multinodular e castanha a rosa ou cinzenta a branca. Frequentemente, estão presentes áreas de necrose e hemorragia. Podem ser observados gordura, pêlos e material sebáceo [53].

Em 26% dos casos, um cisto dermoide é identificado grosseiramente no teratoma cístico imaturo e em 10% dos casos no ovário contralateral [54].

Os teratomas imaturos da nossa série tinham um tamanho médio de 17 cm; eram bilaterais num caso e mais frequentemente sólido-císticos (64,2%).

Microscopicamente, vemos tecido derivado das três camadas germinativas, com uma mistura variável de elementos maduros e imaturos. A presença de elementos imaturos estabelece o diagnóstico. O sistema de classificação dos teratomas imaturos baseia-se na quantidade de neuroepitélio imaturo presente. [53]

Foi claramente estabelecido que a quantidade de tecido imaturo tem um significado prognóstico indiscutível. Este parâmetro é a base da classificação do prognóstico histológico, que utiliza mais frequentemente o sistema de Scully e Thurlbeck. [55] (Tabela XV)

Quadro XV: Classificação histo-pronóstica dos teratomas imaturos.

Grau	Thurlbeck e Scully
0	Boa diferenciação de todas as linhas celulares
	Células bem diferenciadas: pequenos focos raros de tecido embrionário
2	Quantidade moderada de tecido embrionário: atipia celular e mitoses presentes
	Grande quantidade de tecido embrionário: atipia celular e 3 mitoses presentes

Na nossa série, foram observados 14 teratomas imaturos, representando 46,7% dos casos, dos quais 57% eram de grau 1, 36% de grau 2 e 7% de grau 3.

3. Perfis imunohistoquímicos dos TGMOs

A imunohistoquímica, uma técnica utilizada em histologia e citopatologia há mais de vinte anos, fez progressos consideráveis no diagnóstico do cancro e é amplamente utilizada e útil no diagnóstico positivo e diferencial de diferentes subtipos histológicos de GIST.

Está disponível uma grande variedade de marcadores, muitos dos quais são novos.

- **Disgerminomas:** são geralmente imunorreactivos para KIT na sua porção membranar, CD2-40 na sua porção citoplasmática e membranar e OCT-4 na sua porção nuclear. As células tumorais são altamente positivas para marcadores de células estaminais, como SALL4, e são positivas para PLAP, tal como a maioria dos tumores malignos de células germinativas. [43]

A expressão de CD117 está presente em >85% de todos os disgerminomas. [43]

Alguns marcadores não específicos que são frequentemente positivos são a LDH, a desmina e a positividade focal da queratina, incluindo a CK7, que pode ser encontrada numa pequena proporção de células.

Os disgerminomas são negativos para EMA, ACE, CD30, glypican-3 (GPC3) e SOX2. As células sinciciotrofoblásticas são positivas para HCG, GPC3, inibina e queratinas. [43]

Na nossa série, CD117, PLAP e vimentina foram positivos, enquanto os disgerminomas foram negativos para AFP, ACE, EMA e CD30.

- Ao contrário dos disgerminomas, **os tumores do saco vitelino** são imunorreactivos para queratinas, **GPC3** e **AFP** e negativos para OCT4. Este último é o melhor marcador para este diagnóstico diferencial. A imunomarcação para KIT é positiva numa proporção de tumores do saco vitelino, particularmente em áreas sólidas, enquanto D2-40 é negativo. [43]

- Tal como o disgerminoma, o carcinoma embrionário é positivo para OCT4, mas a positividade para CD30 é encontrada exclusivamente no carcinoma embrionário. Além disso, os carcinomas embrionários são diferencialmente positivos para as queratinas, enquanto os disgerminomas são negativos ou apresentam apenas positividade focal. A maioria dos carcinomas embrionários é negativa para KIT, mas cerca de 30% são focalmente positivos para D2-40. [43]

No nosso estudo, os carcinomas embrionários foram positivos para CD30, EMA e queratina.

- **Coriocarcinomas**: todas as células trofoblásticas coram difusamente e fortemente com queratinas. O CD 10 é positivo em todas as células trofoblásticas num padrão membranoso. Aproximadamente 50% dos tumores de coriocarcinoma são positivos para PLAP e EMA. O GPC3 é positivo na maioria dos coriocarcinomas. As células sinciciotrofoblásticas apresentam coloração positiva para HCG e, por vezes, para o lactogénio placentário humano (HPL). SALL4 (nuclear) é positivo em 70% dos coriocarcinomas. [43]

- **Teratomas imaturos:** A positividade de SALL4 é observada em cerca de 70%

dos tecidos neuroectodérmicos imaturos do ovário imaturo.

O tecido neuroectodérmico imaturo em teratomas ovarianos imaturos é positivo para SOX2 e negativo para NANOG. O GPC3 pode ser positivo em glândulas teratomatosas e neuroepitélio imaturo, pelo que não é útil para diferenciar o tumor do saco vitelino do teratoma maduro ou imaturo. [43]

No nosso estudo, os teratomas foram negativos para AFP, EMA, queratina e CD30/CD20.

Tabela XVI: Perfis imunohistoquímicos do TGMO.

	SALL4	PTU4	CD30	Queratina	KIT	D2-40	AFP	SOX2	HCG
Disgerminoma	+	+	-	raro	+	+	-	-	Raro
Tumor do saco vitelino	+	-	-	+	certo	-	+	-	-
Carcinoma embrionário	+	+	+	+	-	certo	-	certo	certo
Coriocarcinoma gestacional	+	-	-	+	-	-	-	-	+
Teratoma imaturo	+	+	-	-	-	-	-	+	-

VI. Canais de divulgação

Ao contrário do cancro epitelial do ovário, em que a disseminação intraperitoneal é o modo mais comum de disseminação e cerca de 70% dos doentes têm metástases peritoneais no momento do diagnóstico, a disseminação linfática é o modo mais comum de disseminação do GIST [46-56].

Os disgerminomas disseminam-se tardiamente e são tumores altamente linfófilos. A rutura do tumor pode causar derrame do conteúdo tumoral e implantação peritoneal extensa. [46]

Os tumores da gema são altamente malignos e frequentemente invadem as estruturas circundantes, com extensa disseminação para a cavidade abdominal. [56]

Os tumores do saco vitelino e os carcinomas embrionários metastizam precocemente, principalmente através do sistema linfático.

Os teratomas imaturos propagam-se por implantação através da cavidade peritoneal e metastizam principalmente através do sistema linfático. [57]

Os coriocarcinomas são altamente malignos e localmente invasivos, espalhando-se amplamente pela cavidade abdominal e metastizando precocemente [57].

- **Distribuição local**

A invasão direta na pélvis envolve mais frequentemente as trompas de Falópio, o útero e os anexos contralaterais. Com exceção dos disgerminomas, que são bilaterais em 6,5% a 10% dos doentes, a maioria dos BMT é unilateral. [32-35] Numa fase mais avançada, o tumor estende-se à bexiga, ao reto e às paredes pélvicas.

- **Disseminação peritoneal**

A disseminação intra-peritoneal é um padrão comum de disseminação no cancro do ovário, e o TMO não é exceção.

A partir da pélvis, o fluxo normal do fluido peritoneal transporta as células tumorais ao longo da calha paracólica direita para o quadrante superior direito, onde os implantes se depositam na cápsula hepática e na superfície diafragmática [56]. Os implantes tumorais na cavidade peritoneal são mais frequentemente observados no cul de sac, nos canais paracólicos, no epiploon, no espaço subfrénico ou no mesentério.

As metástases peritoneais podem ser demasiado pequenas para serem vistas em imagiologia; quando são visíveis, aparecem como áreas nodulares finas ou por vezes mais espessas, dando a aparência de um bolo epiplóide. Os implantes mesentéricos podem distorcer e obstruir o intestino, causando aderências ou por invasão franca [56].

- **Propagação linfática**

A prevalência de metástases nos gânglios linfáticos para todos os subtipos de TCG é de 18%. Os disgerminomas têm a maior tendência para o envolvimento dos gânglios linfáticos, que está presente em 28% dos disgerminomas, seguidos dos tumores mistos de células germinativas, com adenopatia metastática presente em 16% dos teratomas imaturos [3].

- **Metástases à distância**

As metástases hematogénicas são raras na altura da apresentação inicial; no entanto, podem ser observadas no fígado e nos pulmões em doentes com doença recorrente.

As metástases para o cérebro, ossos, supra-renais e outros órgãos abdominais são muito menos comuns [56].

A doença no estádio IV é caracterizada por metástases à distância. O achado mais frequente de metástases à distância em doentes com GIST é o derrame pleural maligno [56].

A doença do parênquima hepático (estádio IV) deve ser distinguida das metástases capsulares (estádio III).

VII. Classificações anatómicas e clínicas

A classificação dos estádios mais comummente utilizada é a da Federação Internacional de Obstetrícia e Ginecologia FIGO (quadro XVIIXVIII). [58]

Esta classificação incorpora os modos mais comuns de disseminação do tumor, incluindo a invasão direta das estruturas pélvicas e a extensão para além da pélvis por difusão intra-peritoneal, linfática ou hematogénica.

Tabela XVII: Classificações FIGO 2018 dos tumores epiteliais do ovário. Os fases iniciais: IA-->IIA

Fases Inicial

IA Cancro confinado a um ovário ou trompa. Ausência de células tumorais na superfície do ovário ou da trompa, ou no peritoma.
IB Cancro limitado aos dois ovários ou às duas trompas de Falópio. Ausência de células tumorais na superfície dos ovários ou das trompas de Falópio, ou no peritoneu.

IC Cancro limitado a um ou dois ovários (uma ou duas trompas de Falópio)

IC1 Rutura cirúrgica

IC2 Rutura pré-operatória ou células tumorais na superfície do ovário ou da trompa

IC3 Células tumorais na lavagem peritoneal

IIA Envolvimento de um ou dois ovários (ou trompas de Falópio) associado a extensão pélvica abaixo do estreito superior (útero, trompa de Falópio, ovário).

Quadro XVIII: Classificações FIGO 2018 dos tumores epiteliais do ovário. Os estádios avançados: IIB   >IVB

Estadios   Avançado e metastático
IIB Extensão a outros órgãos pélvicos
III Envolvimento do abdómen ou dos gânglios linfáticos
IIIA   Nódulo linfático microscópico ou suspeita abdominal
IIIA1 Envolvimento isolado dos gânglios linfáticos
IIIA2 Envolvimento microscópico do abdómen +/- dos gânglios linfáticos
IIIB   Envolvimento abdominal <2 cm +/-ganglionar
IIIC   Envolvimento abdominal > 2 cm +/- gânglios linfáticos
IVA Derrame pleural com citologia positiva
IVB Metástases parenquimatosas ou extra-abdominais

Na nossa série, o tumor foi classificado como estádio I em 56,7% dos casos, estádio II em 6,7% e estádio III em 36,7%. Nenhum dos tumores era metastático.

A classificação FIGO é mais adequada para adenocarcinomas do que para TGMOs.

Existem várias outras classificações mais específicas de TGMOs que são utilizadas principalmente em contextos pediátricos, tais como :

- Classificação de WOLLNER. [59] (Tabela XIX).
- Classificações TNM SFOP pré e pós-operatórias. [42]

Quadro XIX: Classificação de WOLLNER.

ESTADIA	EXTENSÃO DA DOENÇA
I*	Atieinia exclusiva de um ovário
11*	Atieinia de um ou ambos os ovários com ou sem atieinia dos gânglios linfáticos lombo-aórticos, sem extensão pélvica e/ou abdominal.
III	Extensão pélvica e/ou abdominal
IV	Atieinia metastática extra-abdominal

*Citologia peritoneal negativa

VII.Tratamento

O objetivo essencial do tratamento com TGMO é curar os doentes, preservando a função hormonal dos ovários e a fertilidade subsequente, e minimizando a toxicidade dos tratamentos.

1. Local da cirurgia

A cirurgia desempenha um papel importante no tratamento do TGMO. O objetivo da cirurgia é triplo:
- Diagnóstico (determinação do tipo histológico do tumor)
- Estadiamento: Permite efetuar um inventário da lesão e determinar o estádio da doença.
- Terapêutica: remoção do tumor.

Inicialmente, as diretrizes cirúrgicas para o tratamento do MGT baseavam-se no tratamento dos tumores epiteliais malignos do ovário [42]. [42] Consistem em: exploração completa da pélvis e de toda a cavidade abdominal, histerectomia total, anexectomia bilateral, omentectomia infra-cólica, apendicectomia, dissecção dos gânglios linfáticos pélvicos e lombo-aórticos, biópsias peritoneais e redução máxima do tumor com ressecção digestiva, se necessário.

Os tumores malignos das células germinativas do ovário têm determinadas caraterísticas que os distinguem dos tumores epiteliais malignos do ovário. São cancros de crescimento rápido que podem atingir grandes dimensões, ocorrem em mulheres jovens em idade fértil e são quimio-sensíveis e, por vezes, radiossensíveis.

O procedimento cirúrgico tornou-se gradualmente menos invasivo, com o objetivo de preservar a possibilidade de gravidezes subsequentes, mesmo em fases avançadas.

O procedimento cirúrgico consiste, portanto, em pelo menos: anexectomia unilateral, exploração completa da pélvis e de toda a cavidade abdominal, lavagem peritoneal e/ou remoção de qualquer ascite presente quando o abdómen é aberto, biópsias peritoneais sistemáticas (incluindo do epiploon) e remoção de quaisquer elementos suspeitos (biópsia do ovário contralateral se houver uma lesão suspeita e biópsias dos gânglios linfáticos retroperitoneais). [62]

De seguida, apresentamos as várias propostas de técnicas cirúrgicas actuais que visam otimizar a cirurgia das OMT, tendo em conta as suas caraterísticas específicas:
- **Laparotomia:** essencial para a palpação do peritoneu, dos gânglios linfáticos e do ovário contralateral, bem como para a remoção do tumor. A incisão na linha média continua a ser a técnica de eleição em comparação com a crelioscopia, que, embora eficaz para a exploração abdominal e pélvica, é de utilidade limitada para tumores de grandes dimensões e para a exploração dos gânglios linfáticos. Além disso, existe um risco de disseminação abdominal ou parietal de células neoplásicas. [42, 61]
- **Citologia peritoneal:** se o líquido da ascite ou da lavagem peritoneal não for examinado citologicamente, existe o risco de os tumores de estádio Ic não serem detectados e de os doentes serem subtratados. Este exame é, por conseguinte, essencial. [60, 61]

Na nossa série, a abordagem cirúrgica foi por laparotomia em 80% dos casos e a citologia peritoneal foi efectuada em 93% dos casos.
- **Exploração da cavidade abdominal:** é essencial uma exploração meticulosa de toda a cavidade pélvica com biopsia de quaisquer áreas suspeitas.

-   **A anexectomia** é preferida devido à existência de células tumorais na trompa em 30% dos casos [61].

-   **Ovário contralateral:** a maioria dos estudos concorda que é desnecessário se o ovário contralateral for macroscopicamente saudável. Por outro lado, no caso do disgerminoma, existe o risco de doença oculta contralateral. Por conseguinte, alguns autores sugerem a realização de uma biopsia contralateral nestes casos, sem que tal tenha qualquer impacto na sobrevivência. No entanto, pode conduzir à infertilidade [62-63].

-   **A anexectomia bilateral** está indicada quando a disgenesia gonadal é descoberta no pré-operatório ou no per-operatório.

Na nossa série, a biopsia do ovário contralateral foi efectuada em 23% dos casos, principalmente para tumores avançados. Foi negativa em todos os casos.

1.1. O papel da cirurgia conservadora

Devido à sua quimiossensibilidade, à toxicidade limitada das quimioterapias, ao excelente prognóstico dos TGMO e à sua ocorrência em crianças jovens e adultos, a maioria dos autores concorda atualmente em abandonar primeiro a cirurgia agressiva. [64-65-66-67]

Deve ser efectuado um tratamento conservador em todos os TMO, independentemente do tipo histológico e do estádio do tumor. [68-69]

Para alguns autores, o tratamento conservador continua a ser o tratamento de escolha, independentemente do tipo histológico e do estádio do tumor, mas só deve ser efectuado depois de se excluir a disgenesia gonadal frequentemente associada ao TMO, através de um cariótipo, de um ensaio hormonal e de uma ecografia pélvica guiada. [25]

Na nossa série, a cirurgia foi conservadora em 23 doentes (76,7%) e radical em 7 (23,3%).

1.2. O papel do estadiamento cirúrgico completo

A cirurgia inicial tem sido considerada como uma operação de estadiamento, que é importante para determinar a extensão da doença, fornecer informações prognósticas e orientar a gestão pós-operatória [70].

O estadiamento cirúrgico completo é geralmente definido como salpingo-ooforectomia unilateral, omentectomia, biópsias peritoneais, lavagem peritoneal e colheita de amostras de gânglios linfáticos. Ertas et al. referiram que oito doentes da sua coorte não tinham completado o estadiamento cirúrgico após exploração cirúrgica pormenorizada por oncologistas ginecológicos experientes. Consideraram que estas doentes tinham doença em fase inicial e nenhuma delas desenvolveu recidiva [71]. De forma semelhante, Weinberg et al. relataram na sua coorte que o estadiamento cirúrgico não foi efectuado em apenas sete de 40 doentes; nenhuma das sete doentes teve recidiva [4].

Por conseguinte, a inspeção visual foi sugerida como uma abordagem alternativa ao estadiamento cirúrgico completo [72]. Esta abordagem cirúrgica proposta inclui anexectomia unilateral; inspeção e palpação do ovário contralateral, epiploon, gânglios linfáticos e superfícies peritoneais; com biopsia de quaisquer lesões suspeitas e lavagem peritoneal [73].

A questão da repetição da cirurgia em caso de estadiamento inadequado é controversa. A experiência de Tangjitgamol et al. demonstrou que a repetição da cirurgia nos seus cinco doentes parecia ter apenas um benefício limitado, uma vez que as operações apresentavam resultados negativos, pequenos tumores residuais não estadiados ou cancro avançado em que não era possível realizar uma nova cirurgia, enquanto todos necessitavam de quimioterapia adjuvante [74].

Por conseguinte, alguns autores propuseram que, no GIST localizado, o estadiamento completo ou a reclassificação após uma cirurgia inicial inadequada, se for negativo, permite uma gestão observacional segura. O preço a pagar por um estadiamento incompleto é o mesmo que por um estadiamento positivo: quimioterapia contendo cisplatina [75].

Na nossa série, 16,6% das doentes foram submetidas a omentectomia e 33,3% a biópsias peritoneais em fase avançada.

Três doentes com teratomas imaturos foram revistas para cirurgia de estadiamento e totalização cirúrgica: a primeira fez cistectomia isolada (estádio IA), a segunda fez anexectomia unilateral com lumpectomia contralateral para um tumor em estádio IB e a terceira fez anexectomia unilateral para um tumor em estádio IC.

1.3. Local da cirurgia aos gânglios linfáticos

A questão que também se coloca no tratamento do MOGCT é se os doentes com MOGCT devem ser submetidos a uma linfadenectomia pélvica e para-aórtica sistemática aquando da cirurgia inicial.

Em geral, a recorrência retroperitoneal em GIST não está bem documentada e o papel da linfadenectomia de rotina é desconhecido.

O TMO é extremamente sensível à quimioterapia. A maioria dos doentes subtratados que tiveram uma recidiva pode ser recuperada por quimioterapia, com uma excelente sobrevivência, independentemente da extensão do estadiamento cirúrgico inicial [26]. Este facto tem sido utilizado como prova para evitar a linfadenectomia sistémica.

Além disso, os gânglios linfáticos devem ser explorados radiologicamente antes da operação.

Durante o trabalho cirúrgico, a dissecção linfonodal radical sistemática já não é indicada porque não tem impacto na sobrevivência, à custa de uma morbilidade elevada [4266].

No entanto, os gânglios linfáticos pélvicos, ilíacos externos e lombo-aórticos devem ser palpados e amostrados se houver suspeita de malignidade, uma vez que estudos demonstraram que os gânglios linfáticos descritos como macroscopicamente anormais pelo cirurgião são histologicamente tumorais em 41% dos casos. [61]

No caso dos disgerminomas, a dissecção dos gânglios linfáticos não é sistemática, mesmo no caso de gânglios linfáticos suspeitos, devido à elevada quimiossensibilidade e radiossensibilidade deste tipo histológico.

Na nossa série, foi efectuada uma verificação per-operatória das áreas linfonodais em

6 casos (tal foi mencionado nas observações médicas). A dissecção linfonodal foi efectuada em 3 doentes, 2 dos quais tinham disgerminomas em estádio IIIC e o outro um tumor misto de células germinativas. Foi positiva em 2 deles.

Até à data, o valor da análise dos gânglios linfáticos no GIST continua a ser controverso.

1.4. Local da cirurgia de segunda vista

A literatura sobre as indicações para a cirurgia após a quimioterapia ainda é objeto de debate.

Os casos relatados são em menor número e mais heterogéneos. A cirurgia second-look foi muito utilizada no passado e permite atualmente definir melhor as indicações.

De acordo com o centro de referência para tumores ginecológicos malignos raros [1], **a cirurgia** de **segunda abordagem não está indicada:**

• **No caso dos disgerminomas,** mesmo que as massas retroperitoneais persistam, muitas vezes não contêm células tumorais vivas e podem continuar a regredir após a TC.

• **Para os tumores do seio endodérmico e os coriocarcinomas,** que dispõem de marcadores tumorais suficientemente fiáveis (alfa-FP e beta-HCG, respetivamente) para efeitos de monitorização.

• **Para doentes diagnosticados numa fase inicial e cuja cirurgia inicial tenha sido concluída.**

No entanto, esta cirurgia é necessária:

• **Quando apenas foram efectuadas biópsias** durante a cirurgia inicial.

• **No caso de carcinomas embrionários ou de tumores mistos de células germinativas não secretores,** é essencial avaliar as lesões remanescentes após a quimioterapia.

• No caso da **síndrome do "teratoma em crescimento":** Esta síndrome é uma entidade rara, definida pelo crescimento de massas tumorais no retroperitoneu ou noutros locais, que ocorre durante ou após a quimioterapia para TGMND. Três critérios definem esta síndrome:

1-Aumento do tamanho da massa tumoral.

2-Marcadores tumorais normais.

3-Histologicamente: A massa tumoral contém apenas teratomas maduros.

É a consequência da existência no interior do tumor de um contingente teratomatoso maduro resistente à quimioterapia e que pode atingir um grande volume responsável por complicações funcionais. [77]

Embora benigno, o teratoma em crescimento é localmente progressivo e requer cirurgia repetida se a ressecção não for completa[78]. [78] Por conseguinte, a cirurgia é essencial. [21, 42]

Não foram observados casos de teratoma em crescimento na nossa série.

1.5. O papel da cirurgia citorredutora

Não há dúvida de que os GIST em fase inicial têm um excelente prognóstico com o tratamento padrão, enquanto os tumores avançados continuam a ser um desafio.

O papel e a extensão da cirurgia citorredutora de preservação da fertilidade em doentes com TMO avançado continuam a ser controversos, apesar da sua utilização de rotina [35]. Numerosos estudos demonstraram que o tumor residual após a cirurgia tem uma influência significativa na sobrevivência global e é o fator de prognóstico adverso mais importante [71]. A este respeito, dois estudos do grupo de oncologia ginecológica demonstraram que os doentes com GIST irressecável ou incompletamente ressecado tinham uma menor probabilidade de remissão completa após a quimioterapia do que os doentes com doença residual mínima [79-80].

À luz destes relatórios, e dada a natureza sensível à quimioterapia da DMO, uma tentativa adequada de citorredução máxima sem comprometer a fertilidade parece ser uma abordagem cirúrgica razoável no tratamento inicial de doentes jovens com DMO avançada, e os dados actuais demonstraram que a citorredução máxima está significativamente associada a uma melhor sobrevivência global. [81]

2. Tratamento adjuvante

2. 1 Quimioterapia

Nos últimos 40 anos, registaram-se progressos significativos no tratamento de doentes com GIST. Dada a raridade do TGMO, os estudos deste tipo são difíceis, mas a sua semelhança com o cancro do testículo permitiu aos investigadores extrapolar novos tratamentos.

A evolução da quimioterapia combinada para doentes com DECH teve início na década de 1960 com a introdução da combinação de actinomicina-D, 5-fluorouracilo e ciclofosfamida (AFC). Embora vários relatórios tenham documentado um sucesso modesto com este regime, a sua popularidade foi de curta duração, dando lugar a outras combinações [8283].

Durante a década de 1970, a combinação de vincristina, actinomicina-D e ciclofosfamida (ACC) foi popularizada e tornou-se o tratamento padrão. Este regime resultou numa melhoria significativa do resultado, particularmente para os doentes com GIST em estádio I, mas conduziu a remissões em apenas 50% dos doentes com doença em estádio III [84].

O grande avanço na melhoria dos resultados dos doentes com GIST ocorreu com a introdução da cisplatina.

Em 1977, Einhorn e Donohue apresentaram resultados promissores com a combinação de vinblastina, bleomicina e cisplatina (PVB) para o cancro do testículo [85]. Posteriormente, vários relatórios documentaram excelentes resultados com este regime em doentes com GVHD [86].

Quando Williams et al. relataram uma eficácia equivalente associada a um índice terapêutico superior para a combinação de bleomicina, etoposido e cisplatina (BEP) em comparação com o regime PVB para homens com cancro testicular [87], a BEP foi rapidamente integrada no tratamento de doentes com GVHD [88-89].

E durante mais de duas décadas, a quimioterapia BEP tem sido o regime padrão em todas as fases da doença [32].

Após vários estudos que compararam a toxicidade de diferentes protocolos de quimioterapia e a sua eficácia, a BEP demonstrou ser superior a outros protocolos. [32]

Com exceção dos doentes com teratoma imaturo em estádio I e disgerminoma em estádio Ia, todos os doentes serão submetidos a quimioterapia adjuvante [32,90].

[22]O protocolo BEP descreve quatro ciclos, de três em três semanas, com Bleomicina: 30 mg (D1, 8, 15), Etoposido: 100 mg/m /D (D1, 5) e Cisplatina: 20 mg/m /D (D1, 5). A quimioterapia BEP melhorou significativamente as taxas de sobrevivência: 100% em doentes com GBMT em fase inicial e 75% em doentes com GBMT avançado [32]. Uma revisão da literatura mostra que 2 a 4 ciclos de BEP atingem estas elevadas taxas de curabilidade. A maioria dos autores concorda que devem ser administrados 3 ciclos de BEP no caso de ressecção completa do tumor e 4 ciclos no caso de ressecção incompleta. [91]

[2]A quimioterapia com uma dose dupla de cisplatina (200 mg/m /D) não demonstrou ser mais eficaz do que a quimioterapia de dose convencional [92] e não deve ser recomendada.

Alguns doentes não respondem à terapêutica do tipo BEP e são quimio-resistentes à platina.

Os insucessos do tratamento são classificados em dois grupos: resistentes à platina (progressão ou recorrência durante ou no prazo de 4-6 semanas) ou parcialmente sensíveis à platina (reaparecimento 6 a 12 meses após o fim do tratamento). [90]

Existem muito poucos dados sobre o tratamento de doentes com TGMO resistente e a maior parte da informação é extrapolada a partir de relatórios sobre o cancro do testículo. Aproximadamente 50% a 60% dos doentes com cancro testicular recorrente, parcialmente sensível à platina, podem ser salvos com a terapêutica VeIP (vinblastina, ifosfamida e cisplatina) ou TIP (paclitaxel, ifosfamida e cisplatina), com ou sem quimioterapia de alta dose combinada com reinjecção de células estaminais hematopoiéticas. [90]

O tratamento de dose elevada com carboplatina, etoposido com ou sem ciclofosfamida, ifosfamida e/ou paclitaxel pode ser superior ao tratamento de dose padrão nestes doentes. [93]

Os doentes refractários à platina não são curáveis. A abordagem publicada para a terapêutica de recuperação consiste em administrar um ciclo de VeIP em dose padrão e, se o doente responder, um segundo ciclo de etoposido e carboplatina em dose elevada. [93]

2. 1.1. Quimioterapia neoadjuvante

Em doentes com doença generalizada ou localmente avançada, a quimioterapia neoadjuvante (NACT) pode justificar-se.

Estão disponíveis poucos ensaios, e certamente nenhum ensaio aleatório, para responder à questão da utilidade da quimioterapia neoadjuvante nestes doentes. No entanto, Talukdar et al. avaliaram a utilização de quimioterapia neoadjuvante, utilizando quatro ciclos de BEP seguidos de cirurgia de preservação da fertilidade em 23 doentes com doença volumosa, em comparação com 43 doentes que foram submetidos a cirurgia primária com doença FIGO de estádio III ou IV durante o mesmo período. [7]

Após a quimioterapia neoadjuvante, 21 doentes apresentaram uma resposta ao tratamento, tendo 16 obtido uma resposta completa e cinco uma resposta parcial. Dezoito dos 21 doentes do grupo de quimioterapia neoadjuvante puderam subsequentemente ser submetidos a cirurgia de preservação da fertilidade e os que apresentavam doença residual receberam dois ciclos adicionais de BEP. 21 dos 23 doentes sobreviveram, com uma sobrevivência livre de doença mediana de 211 meses. [7]

Lu et al. também estudaram o papel do tratamento neoadjuvante num grupo de 127 mulheres com tumores do saco vitelino. Após um período de seguimento mediano de 46 meses, não se registou qualquer diferença significativa na taxa de recorrência entre o grupo da NACT e o grupo da cirurgia primária. [8]

Para as mulheres com doença avançada, volumosa ou com co-morbilidades médicas, os primeiros estudos sugerem que a NACT tem um papel importante a desempenhar. [8]

Assim, o presente estudo sugere que a quimioterapia neoadjuvante pode ser uma opção razoável em doentes com doença intra-abdominal extensa, em que a cirurgia inicial está associada a um risco acrescido de morbilidade cirúrgica, ou em que o estado inicial do tumor impede uma cirurgia conservadora que poupe a fertilidade.

2.1.2 Efeitos secundários da quimioterapia

Cada um dos medicamentos utilizados na quimioterapia tem a sua própria toxicidade, que se junta à dos outros no caso da poli-quimioterapia.

Em geral, a distribuição descontrolada de fármacos em quimioterapia sistémica conduz a toxicidade aguda de natureza hematológica (CAV), digestiva (vinblastina CAV), renal (EP, BEP, PVB), pulmonar (bleomicina), alérgica, cutânea, infecciosa, cardíaca, otológica (EP) e neurológica (CAV). [94]

Pode ser retardada e manifestar-se pelos mesmos sinais que a toxicidade aguda, ou por leucemia, linfomas (CAV, PVB) e por distúrbios da função ovárica (no caso de tratamento conservador) do tipo falência ovárica, embora isto continue a ser raro. [94].

Na nossa série, 14 doentes foram submetidos a quimioterapia adjuvante (46,6%), que continha sais de platina em 100% dos casos.

Dos 24 doentes tratados com quimioterapia, 21 (87,5%) foram submetidos a quimioterapia BEP. O número médio de cursos foi de 3.

A quimioterapia de segunda linha foi indicada em 4 doentes: 3 casos de recidiva metastática e um caso de progressão contínua.

Foram observadas complicações do tratamento de quimioterapia em 4 doentes (16,7%):
- Toxicidade hematológica num doente com anemia e neutropenia.
- Pneumonite induzida por bleomicina num doente.
- Insuficiência renal em dois doentes.

2. 2. terapia orientada

O papel das terapias direcionadas no tratamento do TGT continua por demonstrar. Algumas moléculas já foram testadas em tumores testiculares.

A terapia dirigida, isolada ou em combinação com quimioterapia, pode ser uma opção terapêutica, mas esta deve ser melhor avaliada em estudos prospectivos. [95]

2.3. Radioterapia

Apesar da notável radiossensibilidade dos disgerminomas, a radioterapia é raramente recomendada atualmente, uma vez que a quimioterapia é mais eficaz, muito menos tóxica e preserva a função ovárica.

Além disso, tendo em conta os recentes desenvolvimentos no domínio da quimioterapia, reconhece-se que a quimioterapia é mais eficaz do que a irradiação de grandes volumes de tecido saudável e é menos suscetível de comprometer a terapia de salvamento em caso de recidiva. Além disso, dado que a maioria das pacientes morre do seu tumor do ovário e que a maioria das pacientes é relativamente jovem na altura do diagnóstico, devem também ser tidos em conta os efeitos cancerígenos retardados da radiação.

Até à data, nenhum ensaio aleatório tentou codificar a radioterapia, daí o seu lugar imperfeitamente estabelecido e o seu abandono gradual devido aos seus efeitos nocivos na fertilidade e à quimiossensibilidade dos disgerminomas. [42- 96]

A radioterapia foi realizada na nossa série para um disgerminoma em estádio IIA numa rapariga de 10 anos.

3. Indicações

Em 2019, o observatório francófono de tumores malignos ginecológicos raros codificou a cirurgia do TGMO e iniciou recomendações para a prática cirúrgica, bem como para o tratamento complementar[1]. [1] Estas recomendações estão resumidas nos diagramas seguintes (Figura 39).

O diagnóstico clínico inicial deve incluir ecografia, TAC toracoabdominopélvica e marcadores tumorais, incluindo AFP, BHCG, LDH e Ca-125.

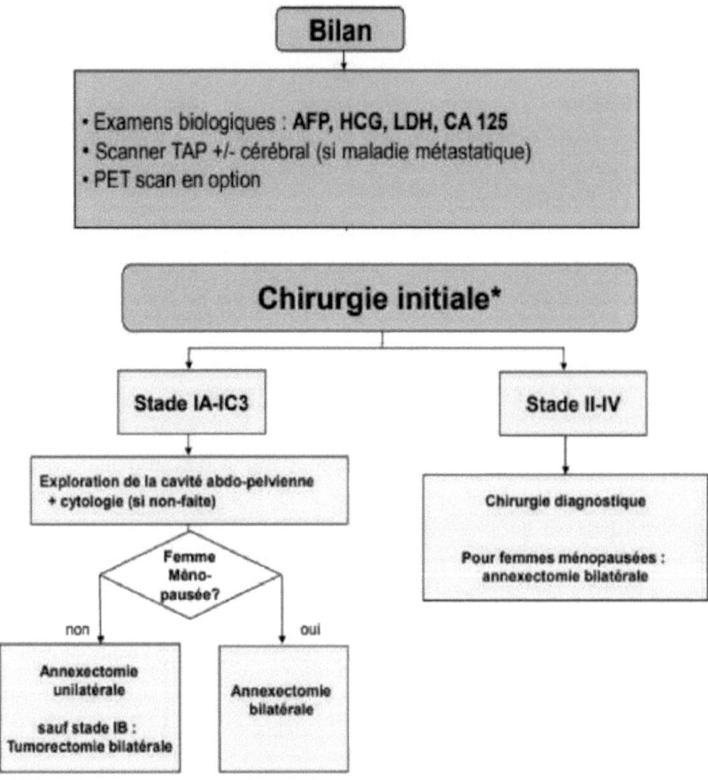

Figura 39: Gestão inicial do TGMO [1].

As recomendações actuais para o tratamento complementar do disgerminoma puro, dos teratomas imaturos e dos tumores vitelinos, segundo o Observatoire francophone des tumeurs malignes rares gynecologiques, estão resumidas no diagrama seguinte: (Figura 40-41-42)

Tratamento complementar

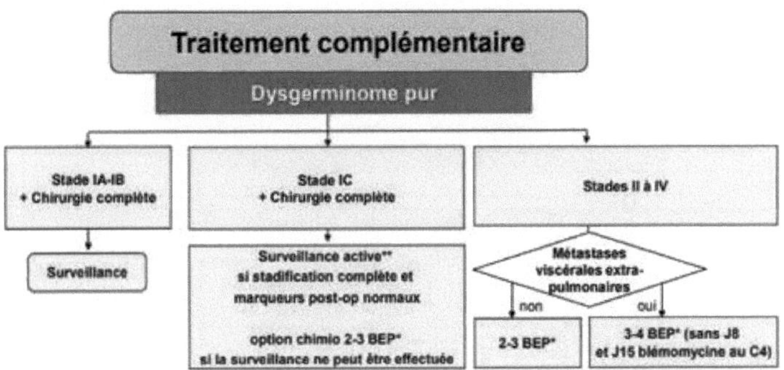

Pri vilegier cisplatina-etoposide (ou carboplatina-etoposide se a cisplatina não for possível) se > 60 anos

Figura 40: Tratamento dos disgerminomas puros de acordo com o estádio FIGO

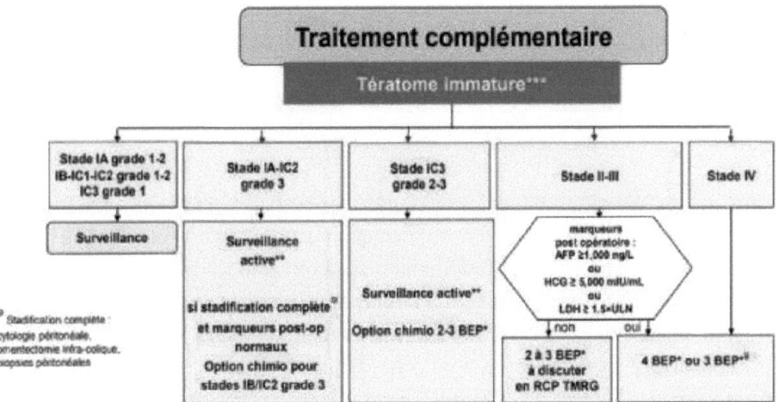

Figure 41:   Tratamento de teratomas imaturos de acordo com o estádio e o grau histológico

Discutir 3 BEP se não existirem metástases viscerais extra-pulmonares e se os marcadores tumorais forem normais
*** Monitorização clínica e radiológica muito apertada durante a quimioterapia devido ao risco de crescimento de teratoma.
[22]* BEP: cisPlatina 20 mg/m /d D1 a D5 + Etoposido 100 mg/m /d D1 a D5 + Bleomicina 30 mg D1, D8, D15 qualquer que seja a contagem em D8 e D15.
Se a EFR se deteriorar, a bleomicina deve ser interrompida. Discutir a utilização de bleomicina em mulheres com mais de 40 anos.

Tratamento complementar

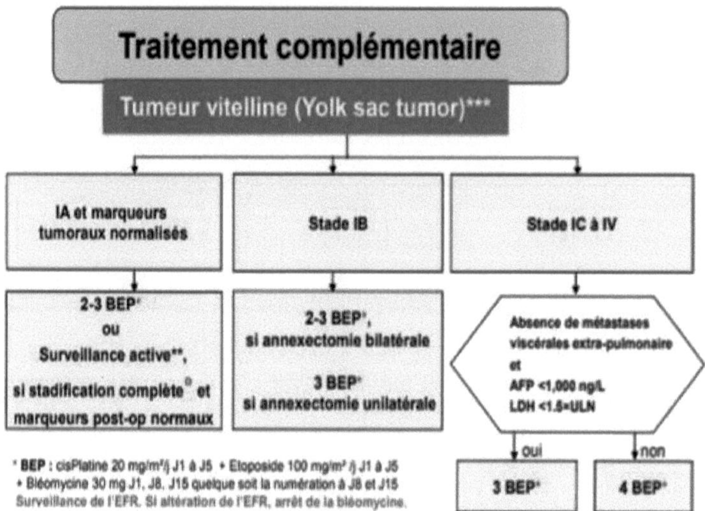

Estadiamento completo: citologia peritoneal, omentectomia infra-cólica, biopsias peritoneais

Figure 42:   Tratamento dos tumores do saco vitelino de acordo com o estádio FIGO

Para uniformizar a linguagem utilizada pelos diferentes terapeutas, a OMS (Organização Mundial de Saúde) classificou a resposta à quimioterapia em 3 categorias:

-   Uma resposta completa: definida como o desaparecimento completo de toda a doença clinicamente detetável e a normalização dos marcadores tumorais.

-   Uma resposta parcial foi definida como uma redução de 50% ou mais no tamanho do tumor e uma redução nos marcadores tumorais.

-   A progressão é definida como um aumento de mais de 25% do tumor em comparação com a melhor resposta ou o aparecimento de novas lesões. [7]

Com base nestes 3 tipos de resposta, a gestão do TGMO após a quimioterapia, de acordo com o Observatoire francophone des tumeurs malignes rares, é resumida no seguinte diagrama: (Figura 43)

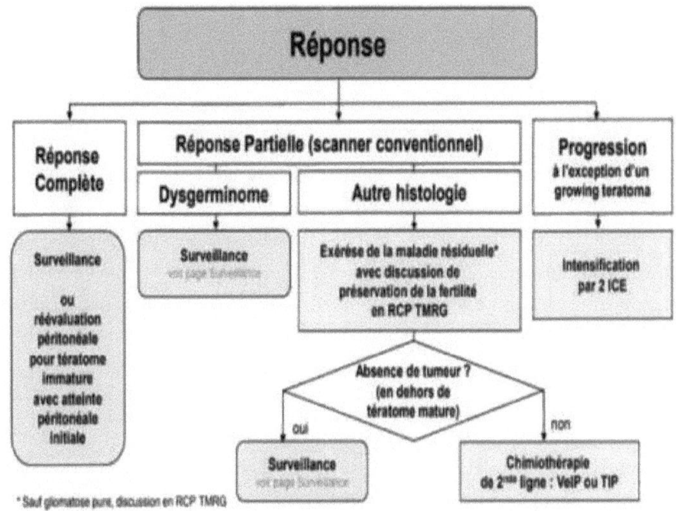

Figura 43: Gestão complementar de acordo com a resposta terapêutica

[222]**ICE:** Etoposido 300 mg/m /d 5 dias (infusão escalonada: 150 mg/m de 12 em 12 horas durante 5 dias), ifosfamida 2,4 g/m /d 5 dias, Carboplatina AUC 4/dia 5 dias.

Um total de etoposido 1500 mg/m2, carboplatina AUC 20, ifosfamida 12 g/m2

VeIP: Vinblastina + Ifosfamida + cisPlatina

SUGESTÃO: placliTaxel + ifosfamida + platina

VIII.Evolução

1. Recorrências e metástases

1.1. Disgerminomas

Embora a recorrência do disgerminoma seja rara, 75% ocorrerá no primeiro ano após o tratamento inicial [97]. Apenas alguns casos de recidiva que ocorrem após os primeiros dois anos foram relatados na literatura. [98]

O ovário contralateral, a pélvis e os gânglios linfáticos retroperitoneais são os locais mais frequentemente afectados pela extensão do disgerminoma. [97]

As metástases à distância são raras; ocorrem por via hematogénica e afectam preferencialmente o fígado (90% dos casos), os pulmões, os ossos e o cérebro. [99]

No nosso estudo, foi observada progressão metastática num doente com disgerminoma em estádio IIIC, para o qual a cirurgia foi incompleta. As metástases desenvolveram-se no fígado após 4 meses de tratamento cirúrgico. O paciente faleceu seis meses depois.

1.2. NDT

Ao contrário dos disgerminomas, 90% dos tumores malignos de células germinativas não disgerminomatosos recidivam nos primeiros dois anos. Os NMDGT têm um mau prognóstico quando recidivam, com uma taxa de sobrevivência a longo prazo de 10%. [97]

O carcinoma embrionário e o tumor do saco vitelino são os tumores mais agressivos entre os TGMO. Metastizam rapidamente por via linfática e hematogénica e invadem os órgãos vizinhos e toda a cavidade peritoneal. [96]

Os teratomas imaturos caracterizam-se por um rápido aumento de tamanho. A recorrência ocorre de forma bastante rápida, especialmente se a massa tumoral se tiver rompido espontaneamente ou durante uma cirurgia[102]. A disseminação ocorre através da via peritoneal, dando origem a gliomatose peritoneal, através da via linfática envolvendo os gânglios linfáticos ilíacos e lombo-aórticos, e através do sangue para o fígado e pulmões[101]. [101]. A recorrência é muito mais frequente nos casos de teratoma imaturo de grau 3 e 2. [101]

O prognóstico a longo prazo do coriocarcinoma não gestacional é difícil de estabelecer devido à sua raridade.

A evolução dos tumores mistos de células germinativas é semelhante à dos seus tipos histológicos. [96]

As recomendações actuais para a quimioterapia da TGT em caso de recidiva ou de progressão da doença, de acordo com o observatório francófono dos tumores ginecológicos raros, estão resumidas no diagrama seguinte: (Figura 44)

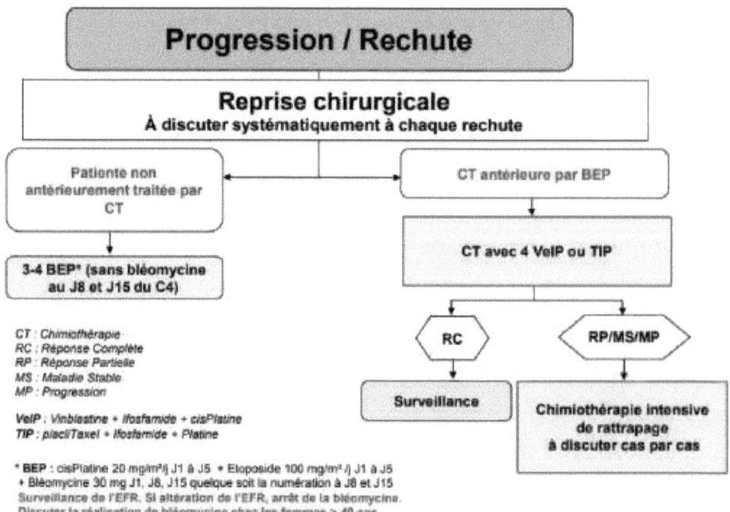

Figura 44: Gestão terapêutica da progressão ou recidiva do tumor

Observámos 2 recorrências de doença metastática 24 e 48 meses após o diagnóstico em dois doentes com teratomas imaturos classificados como estádio IA e IIIA, após tratamento cirúrgico conservador inicial em ambos os casos, mas estes doentes não responderam à quimioterapia. Ambos os pacientes desenvolveram metástases linfonodais supraclaviculares e mediastinais.

A terceira recidiva metastática ocorreu num doente que tinha sido submetido a quimioterapia seguida de tratamento radical para um tumor misto de células germinativas em estádio IIIB. Neste doente, a curetagem pélvica e lombo-aórtica foi positiva e a cirurgia foi concluída. O doente encontrava-se em remissão completa ao fim de 120 meses. Neste doente, as metástases localizavam-se na região pleuropulmonar e nos gânglios linfáticos supra-claviculares.

^{eme}Os três doentes foram submetidos a 2 linhas de quimioterapia.

2. Fertilidade

A fertilidade é uma questão fundamental, dada a idade jovem, mesmo muito jovem, do diagnóstico em doentes que são geralmente nulíparas e têm uma doença com um excelente prognóstico global.

Atualmente, todos os autores concordam com a necessidade de tratamento para preservar a fertilidade em doentes jovens com GIST.

Esta fertilidade pode ser preservada em doentes tratados por cirurgia conservadora com ou sem quimioterapia.

A quimioterapia à base de platina, em particular o regime BEP, respeita a função ovulatória das pacientes e preserva as suas esperanças de fertilidade. [103]

Estudos recentes sobre a função reprodutiva após a cirurgia de fertilidade seguida de quimioterapia para a OMT mostraram que 80% a 99% das doentes regressam a um ciclo menstrual normal no prazo de seis meses após o tratamento [104].

Em geral, os resultados sobre a função hormonal do ovário e a fertilidade em doentes tratadas com cirurgia conservadora e quimioterapia são bons. Em estudos recentes sobre a TGOM, aproximadamente 75% das mulheres conseguiram conceber um filho [105-106]. A taxa de infertilidade registada em mulheres que tentam engravidar após o tratamento da OMGT varia entre 5% e 10%. [107]. Esta taxa é semelhante à taxa de infertilidade na população normal. [104]

Não parece existir um excesso de abortos espontâneos em relação à população em geral. De facto, num exame de 169 mulheres efectuado por Zanetta et al., foi registada uma taxa de aborto de 11%, que não difere da população em geral. Por outro lado, não foi encontrada qualquer diferença estatística nas taxas de malformação congénita entre as mulheres que receberam quimioterapia e as que não receberam. [108]

A associação de TGMO e gravidez é rara, representando apenas 2 a 5% de todos os tumores malignos do ovário diagnosticados durante a gravidez. [37]

Dada a ausência de dependência hormonal neste tipo de tumor e a provável ausência de uma ligação entre o TMO e a terapia de substituição hormonal (TSH), a TSH pode ser utilizada numa mulher previamente tratada para o TMO.

Do mesmo modo, dada a ausência de uma relação provável entre TGMO e contraceção hormonal, todos os métodos contraceptivos podem ser utilizados nestas doentes. [109]

Na nossa série, não estudámos o tempo médio de recuperação para ciclos menstruais normais.

Entre dez mulheres que tentaram engravidar, nove conseguiram, incluindo duas com estádio III na altura do diagnóstico, confirmando ainda que o tratamento conservador deve ser recomendado mesmo em estádios avançados.

Os dados do nosso estudo confirmam que a função gonadal normal e a fertilidade são possíveis após cirurgia conservadora para tumores malignos de células germinativas do ovário, mesmo na presença de quimioterapia.

Não foi observada associação entre TGMO e gravidez na nossa série.

IX. Factores de prognóstico e sobrevivência

1. Sobrevivência

As diferentes taxas de sobrevivência global registadas na literatura demonstram o bom prognóstico destes tumores e a sua resposta relativamente boa ao tratamento.

De acordo com a American Cancer Society (ACS), as taxas de sobrevivência global a 5 anos para os diferentes tipos de GIST variam entre 69% para o estádio IV da FIGO e 98% para o estádio I da FIGO. [110] (Quadro XX)

Tabela XX: Taxa de sobrevivência a cinco anos para TGMO de acordo com o estádio FIGO.

Estádio do FIGO	Taxa de sobrevivência de SCA	Os nossos resultados
I	98%	94.7%
II	94%	100%
III	87%	73.2%
IV	69%	-

A sobrevivência global e aos 5 anos dos TGMO varia consideravelmente consoante o subtipo.

- Os disgerminomas têm um prognóstico muito favorável. Nas fases iniciais, têm uma taxa de sobrevivência de 5 anos de 96,9%[96]. [96] **Na nossa série, esta foi de 100%.**

Os disgerminomas de estádio III têm uma sobrevivência de cinco anos de 61%; e os disgerminomas tratados com quimioterapia BEP após ressecção cirúrgica incompleta têm uma taxa de sobrevivência de dois anos de 95%[96].

- Para teratomas imaturos puros, a taxa de sobrevivência de 5 anos para todos os estádios combinados é de 70-80%, e de 90-95% para o estádio I [97].

Na nossa série, o TV e o TMG foram os tipos histológicos associados com as taxas de sobrevivência mais baixas. Isso é consistente com os dados do estudo MITO9 [5].

A Tabela 20 mostra uma comparação das taxas de sobrevivência de acordo com o tipo histológico no nosso estudo e no estudo MITO9.

Tabela XXI: Comparação da OS aos 5 anos entre o nosso estudo e o estudo MITO9.

Tipo histológico	SG tem 5 anos de idade no estudo MITO9 (%)	SG aos 5 anos no nosso estudo (%)
Disgerminoma	100	85.7
Teratoma imaturo	97.9	85.7
Tumor da gema (VT)	69.6	66.7
Tumor misto de células germinativas (MGCT)	68.7	0%

2. Factores de prognóstico

Várias séries tentaram identificar factores de prognóstico capazes de estabelecer o risco metastático.

Na nossa série, a procura de possíveis factores preditivos de sobrevivência é complicada pelo baixo número de eventos (morte ou recorrência) observados durante o período de seguimento dos doentes.

Os factores de mau prognóstico conhecidos no TGMO são :

- **Idade:** As opiniões dividem-se consoante os autores. De facto, para alguns, este fator não constitui um elemento prognóstico fundamental, enquanto outros defendem a ideia de que uma idade superior a 22 anos é um fator prognóstico interessante [111].
Na nossa série, a idade superior a 30 anos foi um fator de mau prognóstico.

- **Existe um estádio avançado no momento do diagnóstico**: estádios III e IV [32]; todos os autores concordam que a sobrevivência é melhor nos estádios iniciais.
Os nossos resultados são consistentes com os relatados na literatura, na medida em que a sobrevivência a 5 e 10 anos dos doentes classificados como estadio I e II foi melhor do que a dos doentes classificados como estadio III. De facto, a SO a 5 e 10 anos dos doentes classificados como estadio I e II foi de 94,7% e a dos doentes classificados como estadio III foi de 73,2%.

- **Tipo histológico e grau histológico elevado** (para teratomas imaturos) [32] Todos os autores concordam que os disgerminomas têm um melhor prognóstico, enquanto os tumores vitelinos e os coriocarcinomas são os TGMND mais agressivos.
Dada a maior incidência de teratomas imaturos na nossa série, a OS dos doentes com disgerminomas foi comparável à dos doentes com teratomas imaturos.
Do mesmo modo, o prognóstico dos teratomas imaturos está relacionado tanto com o estádio como com o grau. No estudo de Jorge et al (1045 casos de TI), a OS a 5 anos dos teratomas imaturos de grau I foi melhor do que a dos teratomas imaturos de grau II e III. [112]. O grau histológico não foi um fator de prognóstico no nosso estudo.

- **Níveis iniciais do marcador:** O valor prognóstico dos níveis elevados de AFP continua a ser controverso. Em estudos pediátricos, foi encontrado um melhor prognóstico quando o nível inicial de AFP é superior a 10.000 ng/ml [113]. No entanto, os estudos que avaliaram especificamente o valor prognóstico deste marcador em doentes com tumores vitelinos não encontraram uma correlação significativa entre o nível pré-operatório de AFP e o prognóstico [57-114-115].
No nosso estudo, os ensaios de marcadores tumorais foram efectuados em apenas 60% dos doentes e estavam incompletos na maioria dos casos.

- Um resíduo tumoral superior a 1 cm após a cirurgia e a quimioterapia é um fator de prognóstico decisivo [96].
Também neste caso, a maioria dos autores concorda que a excisão mais completa possível do tumor melhora a sobrevivência. [116-117-118]
Na nossa série apenas se registou um caso de cirurgia incompleta após quimioterapia neoadjuvante; tratava-se de um disgerminoma em estádio IIIC e a evolução foi marcada por progressão tumoral com morte ao fim de 12 meses.

- A ausência de sais de platina na quimioterapia inicial, doses insuficientes ou duração inadequada [41].

- Os doentes que são refractários aos sais de platina [119] ou que recaem muito rapidamente após um ciclo completo de quimioterapia também têm um mau prognóstico [118].

- Pensa-se que **a rutura do tumor** reduz a taxa de sobrevivência de 5 anos em 30% [120].

- **Estado dos gânglios linfáticos:** O valor da dissecção dos gânglios linfáticos no TGMO continua a ser controverso.

Kumar et al. referiram que o envolvimento dos gânglios linfáticos é um fator de prognóstico independente. De facto, a OS a 5 anos na ausência de envolvimento linfonodal foi melhor do que na presença de envolvimento linfonodal (95,7% versus 82,8%, p<0,001). [121]

No entanto, outros estudos obtiveram resultados diferentes. Mahdi et al. analisaram 493 doentes com MOGCT que foram submetidos a linfadenectomia versus 590 doentes que não foram submetidos a este procedimento e concluíram que nem a linfadenectomia nem as metástases linfáticas constituíam um fator de prognóstico independente para a sobrevivência [122]. Outros descobriram que a realização de linfadenectomia sistémica em doentes em estádio inicial apenas pode definir os estádios, mas não pode melhorar significativamente o prognóstico [123].

Os nossos resultados não podem afirmar nem confirmar estes estudos, uma vez que apenas três doentes foram submetidos a dissecção linfonodal.

- **Tamanho do tumor superior a 10 cm** [38]: As opiniões dividem-se consoante os autores. Para alguns, este fator não é um fator de prognóstico fundamental, enquanto outros defendem a hipótese oposta.

Na nossa série, o tamanho do tumor superior a 20 cm foi um fator de mau prognóstico. De facto, para os tumores com dimensões superiores a 20 cm, a sobrevivência aos 5 e 10 anos foi de 60%, e para os tumores com dimensões inferiores a 20 cm foi de 100% aos 5 anos (P = 0,004).

- **Tipo de cirurgia:** A grande maioria dos autores concorda que a cirurgia radical não melhora o prognóstico do GIST.

Nos estudos de Zanetta et al. e Chan et al. o facto de o tratamento cirúrgico ser conservador não parece afetar o prognóstico [108-124]. Do mesmo modo, no estudo MITO9, não houve diferença significativa em termos de taxa de recorrência entre os doentes submetidos a cirurgia conservadora (17,4%) e os submetidos a cirurgia radical (19,3%). [5]

Na nossa série, não houve diferença significativa entre o tratamento radical e o conservador em termos de sobrevivência global.

Outros factores de mau prognóstico foram referidos na literatura, tais como

- um baixo nível educacional e socioeconómico, [125]

- **Estado civil:** de facto, os melhores resultados foram observados nas mulheres casadas, o que pode ser explicado por uma melhor adesão ao tratamento e um melhor acesso aos cuidados. [126]

- **A gravidez** não tem influência direta no prognóstico, mas atrasa o aparecimento da doença.

tanto no diagnóstico como no início do tratamento. [127]

X. Vigilância

Só uma monitorização pós-operatória rigorosa e prolongada permitirá diagnosticar precocemente as recidivas e retomar o tratamento.

Este controlo baseia-se no exame físico, na biologia (nomeadamente para os tumores secretores) e na radiologia.

O disgerminoma no estádio Ic, os teratomas imaturos com factores de mau prognóstico (grau 3, IC3) e os tumores vitelinos no estádio IA não tratados com quimioterapia adjuvante devem ser ativamente monitorizados a intervalos mais frequentes.

Segundo o Observatoire francophone des tumeurs malignes rares gynecologiques (Observatório francófono dos tumores malignos ginecológicos raros), os métodos de vigilância dos TGMO estão resumidos na figura 45 :

Vigilância ativa

Controlo	1ᵃ annëe	2ëте аппёе	3° anëe	4ëте annëe	5ëй1Oë аппппëe
Exame clínico	/ mês	/ 2 meses	/ 3 meses	/ 4 meses	/ 6 meses
Biologia (AFP HCG. LDH GA 125 seton secretxxl mcrafe)	/ 15 dias, nos primeiros 6 meses) depois / mês	/ 2 meses	13 meses	1 4 meses	/ 6 meses
Scanner TAP	o 1*" mês até ao 3*™ mês s> o "n stao" ᵗʳˡos i2 ™ meses				
Ecografia pélvica	/ 2 palavras	/4 meses	/ 6 meses		
Radiografia do tórax	/ 2 meses	/ 4 palavras	/ 6 meses	/ 8 meses	/ ano
PET-scan para disgerminoma puro	1" mês к não "M depois / 3-6 meses	A rexuncucn d" r6ítou*			

Vigilância do fim dos tra balhos

Controlo	1"-2*"ᵗ annëe	"3*' *-5*""ᵗ annëe э 5*""ᵗ annëe	
Exame técnico	7 3-6 meses	t 6 meses	i ano
Biologia [AFP. нес, LDH, CA 125setan заегёизт mibdek	/ mês nos primeiros 3 meses depois t 3 meses	/ в mês	f ano
EFR completa, a creatinina de clarificação, se anormais	Fim da quimioterapia e 126 palavras		
TAP scan ($i fase > 1)	13-6 meses	i	anfan
Ecografia pélvica para tratamento conservador	! 3-6 meses	/ 5 meses	ventilador
PET-scan para disgerminoma puro	1 e 1mês se não ім pLJiiS / 3-6 meses JuequA Гвмтсъ&п dei te-udui		

Figura 45: métodos de vigilância dos TGMO segundo o 1 observatoire francophone des tumeurs malignes rares gynecologiques.

A quimioterapia BEP é o regime de escolha no MOGCT avançado, enquanto existe atualmente uma tendência para uma vigilância estreita no MOGCT cirúrgico do estádio 1.

Após a cirurgia de preservação da fertilidade e a quimioterapia BEP, a maioria das mulheres regressa à sua função menstrual original.

As taxas de fertilidade são próximas das da população normal, sem aumento significativo do risco de perda precoce da gravidez ou de teratogenicidade.

5 CONCLUSÃO

Os tumores malignos de células germinativas do ovário são tumores de crescimento rápido que derivam de células germinativas.

do ovário. Representam cerca de 2% a 3% de todos os cancros do ovário nos países ocidentais e 29% de todos os tumores malignos das células germinativas. São heterogéneos e estão classicamente subdivididos em tumores disgerminomatosos e tumores não disgerminomatosos.

Ocorrem geralmente nas duas primeiras décadas de vida, com uma taxa de incidência de 75% em mulheres com menos de 30 anos e um pico entre os 15 e os 25 anos.

Estes tumores colocam, por conseguinte, um problema em termos de gestão, que deve responder aos imperativos carcinológicos e tentar preservar a fertilidade.

O nosso trabalho é um estudo retrospetivo de 30 casos de tumores malignos de células germinativas do ovário diagnosticados nos Serviços de Ginecologia-Obstetrícia, Oncologia Médica e Anatomopatologia do Hospital Universitário FARHAT HACHED em Sousse durante um período de 21 anos (1 de setembro de 1998 a 30 de setembro de 2019).

A idade média dos nossos doentes era de 22 anos, com extremos que variavam entre os 10 e os 40 anos.

A idade de início varia consoante o tipo histológico: 17 anos para o disgerminoma, 35 anos para o tumor do saco vitelino e 25 anos para o teratoma imaturo.

A maioria dos doentes (93,3%) era genitalmente ativa, dois terços dos quais eram nulíparas.

O tempo médio de consulta foi inferior a 6 meses em 70% dos casos.

As circunstâncias da descoberta foram as varizes, dominadas por dor abdomino-pélvica em 24 doentes, e o aumento do volume abdominal em 5 casos. A torção tumoral com abdómen agudo foi a circunstância num caso. Num dos nossos doentes, a descoberta foi fortuita na sequência de um acidente tromboembólico.

Os ensaios de marcadores tumorais foram efectuados em apenas 22 doentes e estavam frequentemente incompletos.

A AFP foi medida em 22 doentes; era patológica em 15.

O ensaio de HCG foi patológico em 2 de 6 doentes, e o ensaio de LDH foi efectuado em apenas 4 doentes, tendo sido patológico num caso.

A ecografia abdominopélvica foi realizada em 80% dos nossos doentes, mostrando um aspeto suspeito de malignidade em 100%. O aspeto mais caraterístico foi uma massa parenquimatosa ecogénica heterogénea com margens nítidas e elevada vascularização.

Os tumores eram bilaterais em 13% dos casos, no ovário esquerdo em 28% e no ovário direito em 50% das doentes; o tamanho médio era de 14 cm.

A ecografia revelou ascite em 9 doentes, com pequenas quantidades em 73% dos casos.

A tomografia computorizada (TC) e a ressonância magnética (RM) foram realizadas para investigar a etiologia de uma grande massa pélvica de origem indeterminada ou como parte de uma avaliação da extensão. A TC foi realizada em 11 doentes, 100%

dos quais tinham tumores com mais de 150 mm. Confirmou os resultados da ecografia e mostrou tumores de aspeto heterogéneo em 10 casos. Além disso, a TAC não mostrou quaisquer locais secundários ou envolvimento de gânglios linfáticos em todos os casos.

O tratamento do TGMO depende do estádio de extensão do tumor, do desejo de engravidar e do tipo histológico.

No nosso estudo, o estádio I foi predominante em 17 doentes (56,7%), o estádio II em 2 (6,7%), o estádio III em 11 (36,7%) e o estádio IV em nenhum.

Registaram-se 7 casos de disgerminomas, 14 casos de teratomas imaturos, 3 casos de tumores vitelinos, 5 casos de carcinomas embrionários e 1 caso de tumores mistos.

A cirurgia desempenha um papel importante no tratamento dos tumores malignos das células germinativas do ovário. Permite efetuar o diagnóstico, determinar o estádio da doença e, na maioria dos casos, realizar a primeira intervenção terapêutica.

O tratamento conservador deve ser oferecido sempre que possível, devido à quimiossensibilidade destes tumores, ao seu bom prognóstico e ao facto de ocorrerem em doentes jovens que desejam engravidar.

A cirurgia de preservação da fertilidade com estadiamento cirúrgico é, por conseguinte, a abordagem cirúrgica padrão para estes tumores do ovário.

O consenso atual é que uma excisão tão completa quanto possível do tumor melhora a sobrevivência, enquanto o papel da cirurgia radical agressiva nestes tipos de tumores quimiossensíveis não está bem definido.

Nos nossos doentes, 21 (70%) foram abordados por laparotomia na linha média, dado o volume do tumor, e apenas 9 por crelioscopia.

Relativamente ao tipo de cirurgia, 23 doentes (76,7%) foram submetidas a tratamento conservador, deixando o ovário e o útero no sítio.

A citologia peritoneal foi o primeiro procedimento efectuado em 93,3% dos casos.

A biópsia ovárica e a biópsia peritoneal foram os procedimentos efectuados para os tumores em estádio III em 63,3% e 90,9% dos casos, respetivamente.

Atualmente, o valor da dissecção de gânglios linfáticos continua a ser controverso. Atualmente, não se recomenda a cura extensiva e sistemática dos gânglios linfáticos, devendo os procedimentos linfonodais limitar-se à recolha de amostras de gânglios linfáticos suspeitos, se necessário (após palpação e verificação de todos os territórios linfonodais durante a cirurgia).

A cirurgia aos gânglios linfáticos foi efectuada em 10% dos nossos doentes (3 doentes).

A literatura sobre as indicações para a cirurgia second-look continua a ser objeto de debate e o seu valor é controverso.

O prognóstico do TMO foi consideravelmente melhorado com a introdução da quimioterapia adjuvante à base de cisplatina. A quimioterapia do tipo BEP é atualmente o tratamento de escolha para o GIST.

O protocolo BEP foi utilizado em 85,7% dos casos. A quimioterapia adjuvante foi administrada a 14 dos nossos doentes (46,6%) e a neoadjuvante a 10 (33,3%). O número médio de cursos foi de 3,5.

Atualmente, a radioterapia foi praticamente abandonada devido aos seus efeitos secundários. Foi realizada numa única doente de 10 anos de idade com um disgerminoma em estádio IIA.

É essencial uma vigilância rigorosa após o tratamento dos tumores malignos das células germinativas do ovário, uma vez que a maioria recorre nos primeiros dois anos (15-25% no caso dos disgerminomas).

Na nossa série, os doentes foram seguidos durante uma média de 94 meses.

Observamos um paciente com ressecção incompleta de um disgerminoma estágio IIIC e 3 casos de recidiva metastática que ocorreram após um período médio de 48 meses, com extremos variando de 24 a 120 meses.

Os dois casos de recidiva foram observados em doentes que não tinham recebido tratamento adjuvante: um era um teratoma imaturo de estádio IA grau III e o segundo era de estádio IIIA. O terceiro caso de recidiva era um tumor misto de células germinativas em estádio IIIB que tinha sido submetido a uma cirurgia radical com curativo pélvico e lombo-aórtico positivo.

As metástases ocorreram no fígado, pulmão, mediastino e gânglios linfáticos supra-claviculares.

O tratamento de resgate consistiu em quimioterapia de segunda linha em todos os casos.

A sobrevivência global dos GIST registada na literatura demonstra o bom prognóstico destes tumores e a sua resposta relativamente boa ao tratamento. Esta sobrevivência a 5 anos, para todos os tipos combinados, varia entre 69% e 98%, de acordo com a American Cancer Society.

A sobrevivência global aos 5 e 10 anos na nossa série foi de 85,7% e 75,8%, respetivamente.

Os factores de prognóstico para os tumores malignos isolados de células germinativas do ovário na nossa série foram: tempo de consulta superior a 6 meses, idade superior a 30 anos, tamanho do tumor superior a 20 cm e estádio do tumor.

Após a cirurgia de preservação da fertilidade e a quimioterapia BEP, a maioria das mulheres regressa à sua função menstrual inicial. Como resultado, as taxas de fertilidade aproximam-se das da população normal, sem aumento significativo do risco de perda precoce da gravidez ou de teratogenicidade.

No nosso estudo, das 106 mulheres que tentaram engravidar, 9 conseguiram, incluindo 2 que se encontravam no estádio III aquando do diagnóstico, confirmando assim que o tratamento conservador deve ser recomendado mesmo em estádios avançados.

Os dados do nosso estudo também confirmam que a função gonadal normal e a fertilidade são possíveis após cirurgia conservadora para tumores malignos de células germinativas do ovário, mesmo na presença de quimioterapia.

Em conclusão, as principais conclusões da comparação dos nossos resultados com os da literatura são as seguintes:

-   Na imagiologia, o disgerminoma, o tumor maligno das células germinativas mais comum, aparece normalmente como uma massa sólida.

Os teratomas imaturos aparecem como uma massa sólida com focos dispersos de gordura e calcificações.

Os tumores do saco vitelino apresentam-se normalmente como uma massa mista sólida e quística. Pode estar presente rutura capsular ou sinal de ponto brilhante, resultante do aumento da vascularização e da formação de pequenos aneurismas vasculares.

Os carcinomas embrionários e os poliembriomas raramente ocorrem numa forma pura e fazem geralmente parte de um tumor misto de células germinativas.

- Os marcadores tumorais são úteis para o diagnóstico e o acompanhamento pós-tratamento. Devem ser medidos de forma sistemática antes da cirurgia.

- A cirurgia desempenha um papel importante no tratamento dos tumores malignos das células germinativas do ovário. Permite efetuar o diagnóstico, determinar o estádio exato do tumor e, na maioria dos casos, realizar a primeira intervenção terapêutica.

- O tratamento conservador deve ser oferecido sempre que possível, devido à quimiossensibilidade destes tumores, ao seu bom prognóstico e ao facto de ocorrerem em doentes jovens que desejam engravidar.

- A quimioterapia do tipo BEP é a escolha unânime dos autores.

- A cirurgia de segunda vista ainda está a ser discutida.

- A dissecção sistemática de gânglios linfáticos não é atualmente recomendada.

- Atualmente, a radioterapia foi praticamente abandonada.

- É essencial um controlo rigoroso após a terapia.

6 REFERÊNCIAS

[1] Centro especializado em doenças malignas ginecológicas raras - versão de maio de 2019.

[2] Brown J, Friedlander M, Backes FJ, et al. Gynecologic Cancer Intergroup (GCIG): revisão de consenso para tumores de células germinativas do ovário. Int J Gynecol Cancer. 2014;24:S48-54.

[3] Kumar S, Shah JP, Bryant CS, et al. The prevalence and prognostic impact of lymph node metastasis in malignant germ cell tumors of the ovary. Gynecol Oncol. 2008;110:125-32.

[4] Weinberg LE, Lurain JR, Singh DK, Schink JC. Sobrevivência e resultados reprodutivos em mulheres tratadas para tumores malignos de células germinativas do ovário. Gynecol Oncol. 2011;121:285-9.

[5] Mangili G, Sigismondi C, Gadducci A, Cormio G, Scollo P et al. Resultado e factores de risco de recorrência em tumores malignos de células germinativas do ovário: um estudo retrospetivo MITO-9. Int J Gynecol Cancer. 2011;21:1414-21.

[6] Gershenson DM, Frazier AL. Conundrums na gestão de tumores malignos de células germinativas do ovário: Para diminuir a morbidade aguda e os efeitos tardios do tratamento. Gynecol Oncol. 2016;143:428-32.

[7] Talukdar S, Kumar S, BhatlaN, Mathur S, Thulkar S, Kumar L. Quimioterapia neoadjuvante no tratamento de tumores malignos avançados de células germinativas do ovário. Gynecol Oncol. 2014;132:28-32.

[8] Lu Y, Yang J, Cao D, Huang H, Wu M, You Y. Papel da quimioterapia neoadjuvante no tratamento do tumor avançado do saco vitelino do ovário. Gynecol Oncol. 2014;134:78-83.

[9] Yu HH, Yonemura Y, Hsieh MC, Lu CY, Wu SY, Shan YS. Experiência de aplicação de cirurgia citorredutora e quimioterapia intraperitoneal hipertérmica para teratoma do ovário com transformação maligna e disseminação peritoneal. Therapeutics and Clinical Risk Management. 2019;15: 129-136.

[10]   Kaatsch P, Hafner C, Calaminus G, Blettner M, Tulla M. Tumores pediátricos de células germinativas de 1987 a 2011: taxas de incidência, tendências temporais e sobrevivência. Pediatrics. 2015; 135 (1):136-43.

[11]   Matz M, Coleman MP, Sant M, Chirlaque MD, Visser O, Gore M, Allemani C. A histologia do cancro do ovário: distribuição mundial e implicações para comparações internacionais de sobrevivência (CONCORD-2). Oncologia Ginecológica. 2017;144 (2): 405-413.

[12]   Hinchcliff .E, Diver.E, Hall.T, Stall.J et al, Disparidades raciais na sobrevivência em tumores malignos de células germinativas do ovário, Gynecol Oncol. 2016; 140: 463-9.

[13]   Oberaigner W, Minicozzi P, Bielska-Lasota M, Allemani C, de Angelis R, Mangone L et al. Grupo de Trabalho Eurocare. Survival for ovarian cancer in Europe: The across-country variation did not shrink in the past decade (Sobrevivência ao cancro do ovário na Europa: a variação entre países não diminuiu na última década).

Ata Oncol. 2012; 51:441-53.

[14]   Smith HO, Berwick M, Verschraegen CF et al. Incidência e taxas de sobrevivência para tumores malignos de células germinativas do sexo feminino. Obstet Gynecol. 2006;107:1075-1085.

[15]   Gershenson Dm, Del Junco G, Copeland Lj, Rutledge Fn. Tumores mistos de células germinativas do ovário. Obstet Gynecol 1984; 64:200-6.

[16]   Brookfield KF, Cheung MC, Koniaris LG, Sola JE, Fischer AC. Uma análise de base populacional de 1037 tumores malignos do ovário na população pediátrica. J Surg Res. 2009;156:45-49.

[17]   Quirk JT, Natarajan N, Mettlin CJ. Age-specific ovarian cancer incidence rate patterns in the United States. Gynecol Oncol. 2005;99:248-250.

[18]   M0ller H, Evans H. Epidemiologia do cancro das células germinativas gonadais em homens e mulheres. APMIS. 2003;111:43-48.

[19]   Guillem V, Poveda A. Tumores de células germinativas do ovário. Clin Transl Oncol. 2007;9:237-243.

[20]   Chien O, Ady K, Enrique H. Tumor do seio endodérmico do ovário numa mulher na pós-menopausa. Gynecol Oncol . 2001; 82: 392-4.

[21]   Ray-Coquard I, Gustalla IP, Treilleux I, Biron P, Blay J-Y, Curie H. Tumores malignos do ovário. Oncologia. 2005; 7 : 556-563.

[22]   Tian Q, Fierson Hf, Krystal Gw, Moshaluk Ca. Activating Kit gene mutations in human germ cell tumors (Mutações do gene Kit ativador em tumores de células germinativas humanas). Am J Path. 1999; 154:1643-7.

[23]   Kraggerud SM, Hoei-Hansen CE, Alagaratnam S, Skotheim RI, Abeler VM et al. Caraterísticas moleculares dos tumores malignos de células germinativas do ovário e comparação com os homólogos testiculares: implicações para a patogénese. Endocrine Reviews. 2013;34 (3): 339-76.

[24]   Cyriac S, Rajendranath R, Robert LA, Sagar TG. Tumor familiar de células germinativas. Indian J Hum Genet. 2012;18:119-121.

[25]   Rzepka-Gorska I, Blogowska A, Zajaczek S, Zielinska D. Tumores de células germinais em raparigas jovens e adolescentes. Ginekol Pol. 2003; 9:840-6.

[26]   Ben Romdhane K, Bessrour A, Ben Amor Ms, Ben Ayed M. Disgenesia gonadal pura com gonadoblastoma, disgerminoma e carcinoma embrionário. Bull Cancer 1988; 75:263- 9.

[27]   Caponetti R, Caponetti D, Delogu D. Histótipos múltiplos de cancro do ovário numa doente afetada pela síndrome de Swyer. Gynecol Oncol. 2006;102:411-4. [28] Germa Jr, Iziquierdo Ma. Tumores malignos de células germinativas do ovário: a experiência do hospital de la Santa Creu I Sant Pau. Gynecol Oncol 1992; 45: 153-9.

[29]   Shulman Lp, Muram D. Lack of heritability in ovarian germ cell malignancies (Falta de hereditariedade nos tumores malignos das células germinativas dos ovários). Am J Obstet Gynecol. 1994; 170:1803-8.

[30]   Heslan I, Leveque J, Horyn G et al. Immature teratoma of the ovary A propos de 3 observations Revue de la litterature et mise au point. J Gynecol Obstet Biol

Reprod. 1994; 23:790-6.

[31]   Moniaga NC, Randall LM. Tumor maligno misto de células germinativas do ovário com componente embrionário. Jornal de Ginecologia Pediátrica e do Adolescente. 2011;24 (1): 1-3.

[32]   Gershenson DM. Management of ovarian germ cell tumors (Gestão de tumores de células germinativas do ovário). J Clin Oncol. 2007;25:2538-2543.

[33]   Calongos G, Ogino M, Kinuta T, Hori M, Mori T. Nódulo da Irmã Maria José como primeira manifestação de um cancro do ovário metastático. Relatos de casos em Obstetrícia e Ginecologia. 2016: 1087513.

[34]   Sobre I. Tumeurs germinales malignes de l'ovaire analyse commentee d'une serie de 26 cas vus au centre Claudius Regaud entre 1974 et 1989. These Med Toulouse III. 1992.

[35]   Pectasides D, Pectasides E, Kassanos D. Germ cell tumors of the ovary (tumores de células germinativas do ovário). Cancer Treat Rev. 2008; 34: 427-41.

[36]   Caubel P, Giovan Grandi V, Lasry S. Seminoma e gravidez Um novo relato de caso. J Gynecol Obstet Biol Reprod. 1989; 18:487-91.

[37]   Bakri Y N, Ezzat A, Akhtar, Dohami, Zahrani. Tumores malignos de células germinativas do ovário. Considerações sobre a gravidez. Eur J Obstet Gynecol Reprod Biol. 2000;1:87-91.

[38]   Kurman RJ, Norris HJ. Tumor do seio endodérmico do ovário: uma análise clínica e patológica de 71 casos. Cancro 1976 ;38(6):2404-19.

[39]   Emoto M, Obama H, Horiuchi S, Miyakawa T, Kawarabayashi T. Caracterização ultra-sónica transvaginal com Doppler a cores de teratomas quísticos ováricos benignos e malignos e comparação com o antigénio sérico do carcinoma de células escamosas. Cancer. 2000;10: 2298-304.

[40]   Bazot M, Darai E, Nassar-Slaba J, Lafont C, Thomassin-Naggara I. Value of magnetic resonance imaging for the diagnosis of ovarian tumors: a review. J Comput Assist Tomogr. 2008; 32:712-23.

[41]   Akram M, Shaaban AM, Rezvani M, Elsayes KM, Baskin H Jr, Mourad A et al. Tumores malignos de células germinativas do ovário: classificação celular e caraterísticas clínicas e imagiológicas. Radiographics. 2014 ;34(3):777-801.

[42]   Gilles P. Tumores germinativos malignos do ovário: Análise das práticas cirúrgicas e médicas. A propos de 62 cas traites au centre Leon Berard et a l'institut Curie. Th D Med; Montpellier I; 2004.

[43]   Fabiola M, Kyle CS. Tumores de células germinativas do ovário. Patologia Ginecológica e Obstétrica Diagnóstica. 2018; 949-1010.

[44]   Parkinson CA, Hatcher HM, Ajithkumar TV. Gestão de tumores malignos de células germinativas do ovário. Obstet Gynecol Surv. 2011;66:507-514.

[45]   Diretrizes de Prática Clínica da NCCN em Oncologia: Cancro do Ovário 2013.

[46]   Talerman A. Germ cell tumors of the ovary (Tumores de células germinativas do ovário). Blaustein's pathology of the female genital tract. 5th ed. Nova Iorque, NY: Springer, 2002; 1391.

[47]   Mahdi H, Kumar S, Seward S, et al. Prognostic impact of laterality in malignant ovarian germ cell tumors (Impacto prognóstico da lateralidade nos tumores malignos de células germinativas do ovário). Int J Gynecol Cancer. 2011;21(2):257-262.

[48]   Capito C, Arnaud A, Hameury F, et al. Disgerminoma e disgenesia gonadal: a necessidade de uma nova árvore de diagnóstico para a suspeita de tumores do ovário. J Pediatr Urol. 2011;7(3):367-372.

[49]   Kurman RJ, Norris HJ. Embryonal carcinoma of the ovary: a clinicopathologic entity distinct from endodermal sinus tumor resembling embryonal carcinoma of the adult testis. Cancer. 1976;38(6): 2420-2433.

[50]   Ulbright TM. Germ cell tumors of the gonads: a selective review emphasizing problems in differential diagnosis, newly appreciated, and controversial issues. Mod Pathol. 2005;18(Suppl 2):S61-S79.

[51]   Cheng L, Zhang S, Talerman A, Roth LM. Morphologic, immunohistochemical, and fluorescence in situ hybridization study of ovarian embryonal carcinoma with comparison to solid variant of yolk sac tumor and immature teratoma. Hum Pathol. 2010; 41(5):716-723.

[52]   Jondle DM, Shahin MS, Sorosky J, Benda JA. Tumor misto de células germinativas do ovário com predominância de poliembrioma: relato de caso com revisão da literatura. Int J Gynecol Pathol. 2002;21(1):78-81.

[53]   Baker PM, Oliva E. Tumores de células germinativas do ovário. Patologia ginecológica. 2009;501-538.

[54]   Yanai-Inbar I, Scully RE. Relação entre cistos dermóides ovarianos e teratomas imaturos: uma análise de 350 casos de teratoma imaturo e 10 casos de cisto dermoide com focos microscópicos de tecido imaturo. Int J Gynecol Pathol. 1987;6(3): 203-212.

[55]   Noun M, Ennachit m, Boufettal h, Elmouatacim k, Samouh N. O teratoma imaturo do ovário com gliomatose peritoneal. Journal de Gynecologie Obstetrique et Biologie de la Reproduction. 2007; 36:595-601.

[56]   Woodward PJ, Hosseinzadeh K, Saenger JS. Dos arquivos da AFIP: estadiamento radiológico do carcinoma do ovário com correlação patológica. RadioGraphics. 2004;24(1):225-246.

[57]   Chen V, Ruiz B, Killeen JL, Cote T, Wu X, Correa C. Patologia e classificação dos tumores do ovário. Cancer. 2003;97(10):2631-2642.

[58]   Jonathan B, Sean K, Lalit K, Michael F. Cancro do ovário, da trompa de Falópio e do peritoneu. Relatório de cancro FIGO 2018. 2018;143(2):59-78.

[59]   Wollner N, Exelby Dr, Woodruff Jm et al. Malignant ovarian tumors in childhood (Tumores malignos do ovário na infância). Cancer. 1976; 37: 1953-64.

[60]   Pizzo Pa, Poplock DG. Principles and practice of pediatric oncology. 4th ed. Philadelphia; Lippincott Williams & Wlikins 2002: 6; 1-12.

[61]   Billmire B. Avaliação dos resultados e do estadiamento dos tumores malignos das células germinativas do ovário em crianças e adolescentes: um estudo intergrupos. J Pediatr Surg. 2004; 3:424-9.

[62]   Weinstein D. The role of wedge resection of the ovary as a cause of mechanical

sterility (O papel da ressecção em cunha do ovário como causa de esterilidade mecânica). Surg Gynecol Obstet. 1975;141:417-8.

[64] Buttram Vc. Doença adesiva pós-ressecção de cunha ovariana. Fertil Steril. 1975; 26:874-6.

[65] Monica T, Maura M, Michela C. Childhood Malignant Ovarian Germ Cell Tumors: A Monoinstitutional Experience (Tumores malignos de células germinativas do ovário na infância: uma experiência monoinstitucional). Gynecol Oncol 2001; 81: 436-40.

[66] Sagae S, Sasaki H, Nishioka Y, Terasawa K, Kudo R. Função reprodutiva após tratamento de tumores malignos do ovário de células germinativas. Mol Cell Endocrinol. 2003; 202:117-21.

[67] El Lamie Ik, Shehata Na, Abou-Loz Sk, El-Lamie Ki. Conservative surgical management of malignant ovarian germ cell tumors: the experience of the Gynecologic Oncology Unit at Ain Shams University. Eur J Gynaecol Oncol. 2000; 6:605-9.

[68] Terenziani M, Massimino M, Casanova M et al. Childhood malignant ovarian germ cell tumors: a monoinstitutional experience. Gynecol Oncol. 2001; 81:436-40.

[69] Gadducci A, Cosio S, Muraca S, Genazzani A. The management of malignant nondysgerminomatous ovarian germ cell tumors. Anticancer Res 2003; 23:1827-36.

[70] Tangir J. Reproductive function after conservative surgery and chemotherapy for malignant germ cell tumors of the ovary (Função reprodutiva após cirurgia conservadora e quimioterapia para tumores malignos de células germinativas do ovário). Obstet Gynecol. 2003; 101:251-7.

[71] Lin KY, Bryant S, Miller DS, Kehoe SM, Richardson DL, Lea JS. Tumor maligno de células germinativas do ovário - papel do estadiamento cirúrgico e da disgenesia gonadal. Gynecol Oncol. 2014;134:84-9.

[72] Ibrahim E, Salih T, Rifat G, Muzaffer B, Goksu G, Yusuf Y et al. Resultados oncológicos e reprodutivos a longo prazo da cirurgia citorredutora poupadora de fertilidade em mulheres com 25 anos ou menos com tumores malignos de células germinativas do ovário. J Obstet Gynaecol Res. 2014;40(3):797-805.

[73] Lu KH, Gershenson DM. Update on the management of ovarian germ cell tumors (Atualização da gestão dos tumores de células germinativas do ovário). J Reprod Med. 2005;50:417-25.

[74] Ki Heon L, In Ho L, Byoung Gie K, Joo Hyun N, Won Kyu K, Soon Beom K et al. Caraterísticas clinicopatológicas dos tumores malignos de células germinativas nos ovários de mulheres coreanas: um estudo do Grupo Coreano de Oncologia Ginecológica. Int J Gynecol Cancer. 2009;19:84-7.

[75] Siriwan T, Jitti H, Sumonmal M et al. Tumores malignos de células germinativas do ovário: apresentação clínico-patológica e resultados de sobrevivência. Ata Obstet Gynecol Scand. 2010;89(2):182-9.

[76] Palenzuela G, Martin E, Meunier A, Beuzeboc P, Laurence V, Daniel O et al. Comprehensive staging allows for excellent outcome in patients with localized

malignant germ cell tumor of the ovary. Ann Surg. 2008;248:836-41.

[77]   Kleppe M, Amkreutz LC, Van Gorp T et al. Metástases nos gânglios linfáticos em tumores estromais do cordão sexual e tumores malignos de células germinativas do ovário nos estádios I e II: uma revisão sistemática. Gynecol Oncol. 2014;133:124-7.

[78]   Geisler J, Goulet R, Foster R, Sutton G. Síndrome do teratoma em crescimento após quimioterapia para tumores de células germinativas do ovário. Obstet Gynecol. 1994; 84: 71921.

[79]   André F, Fizazi K, Culine S. The growing teratoma syndrome: results of therapy and longterm fol-low-up of 33 patients. Eur J Cancer. 2000; 36: 138994.

[80]   Williams S, Blessing J, Moore D, Homesley H, Adcock L. Cisplatin, vinblastine and bleomycin in advanced and recurrent ovarian germ cell tumors. Ann Intern Med. 1989;111:22-7.

[81]   Slayton RE, Park RC, Silverberg SG, Shingleton H, Creasman WT, Blessing JA. Vincristina, dactinomicina e ciclofosfamida no tratamento de tumores malignos de células germinativas do ovário. A Gynecologic Oncology Group Study (um relatório final). Cancer. 1985;56:243-8.

[82]   Jin Li, PhD, Xiaohua Wu. Estratégia atual para o tratamento de tumores de células germinativas do ovário: papel da cirurgia extensiva. Curr. Treat. Opções em Oncol. 2016; 17:44.

[83]   Gershenson DM, Del Junco G, Herson J, Rutledge F. Endodermal sinus tumor of the ovary: the M. D. Anderson experience. Obstet Gynecol. 1983;61 (2):194-202.

[84]   Gallion H, VanNagell R, Powell F, Donaldson D, Hanson M. Therapy of endodermal sinus tumor of the ovary. Am J Obstet Gynecol. 1979;135: 447451.

[85]   Gershenson D, Copeland L, Kavanagh J, Cangir A et al. Treatment of malignant non dysgerminomatous germ cell tumors of the ovary with vincristine, dactinomycin, and cyclophosphamide. Cancer. 1985;56 (12): 27562761.

[86]   Einhorn LH, Donohue J. Quimioterapia combinada de cis-diamminedi-cloroplatina, vinblastina e bleomicina no cancro testicular disseminado. Ann Intern Med. 1977;87:293-298.

[87]   Julian CB, Barrett J, Richardson R, Greco F. Bleomycin, vinblastine, and cisplatinum in the treatment of advanced endodermal sinus tumor. Obstet Gynecol. 1980;56: 396-401.

[88]   Williams SD, Birch R, Einhorn L, Irwin L, Greco F, Loehrer P. Treatment of disseminated germ-cell tumors with cisplatin, bleomycin, and either vinblastine or etoposide. N Engl J Med. 1987;316 (23) :1435-1440.

[89]   Gershenson D, Morris M, Cangir A, Kavanagh A, Stringer C et al. Treatment of malignant germ cell tumors of the ovary with bleomycin, etoposide, and cisplatin. J Clin Oncol. 1990;8 (4):715-720.

[90]   Brewer M, Gershenson DM, Herzog CE, Mitchell MF, Silva E, Wharton J. Outcome and reproductive function after chemotherapy for ovarian dysgerminoma. J Clin Oncol. 1999;17 (9): 2670-2675.

[91]   Gershenson DM. Avanços actuais na gestão de células germinativas malignas e

tumores estromais do cordão sexual do ovário. Gynecol Oncol 2012;125(3): 515-517.

[92]   Colombo N, Peiretti M, Castiglione M. Non-epithelial ovarian cancer: ESMO clinical recommendations for diagnosis, treatment and follow-up. Ann Oncol. 2009;20:24-26.

[93]   Cushing B, Giller R, Cullen J, Marina N, Lauer S, Olson TA et al. Comparação aleatória de quimioterapia combinada com etoposido, bleomicina e cisplatina em dose alta ou dose padrão em crianças e adolescentes com tumores malignos de células germinativas de alto risco: um estudo pediátrico intergrupo - Pediatric Oncology Group 9049 e Children's Cancer Group 8882. J Clin Oncol. 2004; 39: 2691-700.

[94]   Einhorn LH, Williams SD, Chamness A et al. High-dose chemotherapy and stem-cell rescue for metastatic germ-cell tumors. N Engl J Med. 2007;357:340- 348.

[95]   Tumores de células germinativas do ovário (PDF). abril de 2013. Recuperado em 2019-04-01.

[96]   Manchana T, Ittiwut C, Mutirangura A. Targeted therapies for rare gynaecological cancers (Terapias direcionadas para cancros ginecológicos raros). Lancet Oncol 2010; 117: 685-693.

[97]   Lai CH, Chang TC, Hsueh S, Wu TI, Chao A, Chou HH. Outcome and prognostic factors in ovarian germ cell malignancies (Resultados e factores de prognóstico nos tumores malignos das células germinativas do ovário). Gynecol Oncol. 2005; 96(3):784-91.

[98]   Células germinativas e cancro do ovário não epitelial. Chave Oncohema. 2016.

[99]   Jeyakumar A, Cabeza R, Hindenburg A. Recorrência tardia em disgerminoma do ovário com resposta bem sucedida à quimioterapia adjuvante padrão: um relato de caso e revisão da literatura. Gynecol Oncol. 2001; 81:314-7.

[100] Dubrex. Histopatologia Ginecológica. 2eme ed. Paris: Masson 1982; 12: 378-406. Paris: Masson 1982; 12: 378-406.

[101] Masmoudi M. Etude anatomo-clinique des tumeurs germinales de l'ovaire. Th D Med ; Tunis ; 1993.

[102] Norris H, Zirkin Hj, Benson Wl. Immature malignant teratoma of the ovary A clinical and pathologic study of 58 cases. Cancer. 1976; 37:2359-72.

[103] Harada M, Osuga Y, Fujimoto A, Fujimoto A, Fujii T, Yano T, Kozuma S. Factores preditivos de recorrência de teratomas quísticos maduros do ovário após excisão cirúrgica. Eur J Obstet Gynecol Reprod Biol. 2013; 171: 325-328.

[104] Jubileu B, MD, Michael F. Gynecologic Cancer Intergroup (GCIG) Consensus Review for Ovarian Germ Cell Tumors (Revisão de Consenso do Intergrupo de Cancro Ginecológico (GCIG) para Tumores de Células Germinativas do Ovário). Int J Gynecol Cancer. 2014;24: 48-54.

[105] Gershenson DM, Miller AM, Champion VL, et al. Função reprodutiva e sexual após quimioterapia à base de platina em sobreviventes a longo prazo de tumores de células germinativas do ovário: um estudo do Gynecologic Oncology Group. J Clin Oncol. 2007;25:2792-2797.

[106] De La Motte Rouge T, Pautier P, Rey A, Duvillard P, Kerbrat P, Troalen F et

al. Factores de prognóstico em mulheres tratadas por tumor do saco vitelino do ovário: uma análise retrospetiva de 84 casos. Eur J Cancer Jan. 2011; 47:175-82.

[107] Zanagnolo V, Sartori E, Galleri G, Pasinetti B, Bianchi U. Revisão clínica de 55 casos de tumores malignos de células germinativas do ovário. Eur J Gynaecol Oncol. 2004; 3:315-20.

[108] Low J, Perrin LC, Crandon AJ et al. Cirurgia conservadora para preservar a função ovárica em doentes com tumores malignos de células germinativas do ovário. Uma revisão de 74 casos. Cancer. 2000; 89: 391-398.

[109] Zanetta G, Bonazzi C, Cantu M et al. Sobrevivência e função reprodutiva após tratamento de tumores malignos do ovário de células germinativas. J Clin Oncol. 2001;19:1015-1020.

[110] Rousset-Jablonski C, Selle F, Adda-Herzog E, Planchamp F, Selleret L, Pomel C et al. Fertility preservation, contraception and hormonal treatment of menopause in women treated for rare malignant ovarian tumours: recommendations of the national network dedicated to rare gynecological cancers (TMRG/GINECO). Bull Cancer. 2018; 105: 299-314.

[111] Taxas de sobrevivência para o cancro do ovário, por estádio. Sociedade Americana do Cancro. Arquivado do original em 29 de outubro de 2014. Recuperado em 29 de outubro de 2014.

[112] Gershenson DM. Avanços actuais na gestão de células germinativas malignas e tumores estromais do cordão sexual do ovário. Gynecol Oncol. 2012;125(3): 515-517.

[113] Jorge S, Jones N, Chen L, Hou JY, Tergas AI, Burke W et al. Caraterísticas, tratamento e resultados de mulheres com teratoma ovariano imaturo, 1998-2012. Oncologia ginecológica. 2016; 142: 261-6.

[114] Baranzelli MC, Kramar A, Bouffet E, Quintana E, Rubie H, Edan C et al. Factores de Prognóstico em Crianças com Tumores de Células Germinativas Não-Seminomatosas Malignas Localizadas. J Clin Oncol. 1999;17:1212-8.

[115] Nawa A, Obata N, Kikkawa F, Kawai M, Nagasaka T, Goto S et al. Factores de prognóstico de doentes com tumores do saco vitelino do ovário. Am J Obstet Gynecol. 2001; 184 : 1182-8.

[116] Cicin I, Saip P, Guney N, Eralp Y, Ayan I, Kebudi R et al. Tumores do saco vitelino do ovário: avaliação das caraterísticas clinicopatológicas e factores de prognóstico. Eur J Obstet Gynecol Reprod Biol. 2009; 146 : 210-4.

[117] Stephen D, James K, Alexander F, Samuel S, Karol A, Deborah K. Terapia adjuvante de disgerminoma completamente ressecado com carboplatina e etoposide: um ensaio do Gynecologic Oncology Group. Gynecol Oncol. 2004; 95: 496-9.

[118] Jin F, Zhu G, Feng YJ. Caraterísticas clínicas e factores de prognóstico do teratoma maligno do ovário. Zhongguo Yi Xue Ke Xue Yuan Xue Bao 2003; 25:427-30.

[119] Kildal W, Kaern J, Kraggerud S, Abeler V, Sudbo J, Trope C et al. Avaliação das alterações genómicas numa grande série de tumores malignos de células germinativas do ovário - relação com variáveis clinicopatológicas. Cancer Genet

Cytogenet. 2004; 155:25-32.

[120] Tewari K, Cappuccini F, Disaia PJ, Berman ML, Manetta A, Kohler MF. Tumores malignos de células germinativas do ovário. Obstet Gynecol. 2000; 95: 128-33.

[121] Slayton RE. Management of germ cell and stromal tumors of the ovary (Tratamento de tumores de células germinativas e estromais do ovário). Semin Oncol. 1984;11:299-313.

[122] Kumar S, Shah J, Bryant C, Imudia A, Cote M, Ali-Fehmi R et al. The prevalence and prognostic impact of lymph node metastasis in malignant germ cell tumours of the ovary. Gynecol Oncol. 2008;110:125-32.

[123] Madhi H, Swensen RE, Hanna E, Kumar S, Ali-Fehmi R, Semaan A et al. Prognostic impact of lymphadenectomy in clinical early stage malignant germ cell tumor of the ovary. Br J Cancer. 2011;105:493-7.

[124] Liu Q, Ding X, Yang J, Cao D, Shen K, Lang J, et al. O significado da cirurgia de estadiamento abrangente em tumores malignos de células germinativas do ovário. Gynecol Oncol. 2013;131:551-4.

[125] Chan JK, Tewari KS, Waller S. The influence of conservative surgical practices for malignant ovarian germ cell tumors (A influência de práticas cirúrgicas conservadoras para tumores malignos de células germinativas do ovário). J Surg Oncol. 2008; 98:111-6.

[126] Aizer AA, Chen MH, McCarthy EP, et al. Estado civil e sobrevivência em doentes com cancro. J Clin Oncol. 2013; 31:3869-3876.

[127] Solheim O, Kaern J, Trope C, Rokkones E, Dahl A, Nesland J et al. Tumores malignos de células germinativas do ovário: apresentação, sobrevivência e segundo cancro numa coorte norueguesa de base populacional (1953-2009). Gynecol Oncol. 2013;131: 330-335.

[128] Leblanc P, Coche-Dequant B, Querleu D, Raviart S, Grepin G. Le dysgerminome ovarien Actualite diagnostique et therapeutique. Rev Fr Gynecol Obstet. 1988 ; 83 :51-61.

Anexo I
FICHA DE DADOS

FOLHA N.º :
A- IDENTIFICAÇÃO E ANTECEDENTES

Apelido :   Nome próprio :
Data de nascimento :
Origem : 1 Sousse 2 Não Sousse
Estado civil: 1 Solteiro 2 Casado 3 Divorciado 4 Não, especificar :
Idade das primeiras regiões :
Gestite :
Parite :
Menopausa: 1 Não, 2 Sim_ Se sim, idade na menopausa :
Contraceção: 1 Não 2 Sim_ Se sim tipo de contraceção 1: Hormonal, 2 Não hormonal
Historial médico: 0: Não, 1: Sim_ Em caso afirmativo, especificar:
Cirurgia anterior: 0: Não, 1: Sim_ Se sim, especificar:
Antecedentes familiares de cancro: 0: Não, 1: Sim_ Em caso afirmativo, especificar:
Antecedentes pessoais de cancro : 0 : Não 1: Sim_ Em caso afirmativo, especificar :

B- SINTOMAS CLÍNICOS

Prazo de consulta :
Data do primeiro sintoma :
Data da primeira consulta :
Circunstâncias da descoberta :

1   Metrorragias
2   Dismenorreia
3   Infertilidade
4   Dor abdominal e/ou pélvica
5   Aumento do volume abdominal
6   Alteração do estado geral
7   Massa pélvica e/ou abdominal
8   Perturbações urinárias
9   Perturbações de trânsito
10   Descoberta acidental: 0 Não, 1 Sim_ Se sim, especificar:

C- BIOLOGIA

-    Taxa elevada de CA125 : 0 : Não 1: Sim, Se Sim especificar valor :
-    Taxa elevada de PFA: 0: Não 1: Sim, Se Sim especificar o valor :
-    Nível elevado de HCG: 0: Não, 1: Sim, se sim, especificar o valor:
-    Nível elevado de LDH: 0: Não, 1: Sim, se Sim, especificar o valor:

D- ECOGRAFIA PÉLVICA

Localização : 1: Ovário direito, 2: Ovário esquerdo, 3: Bilateral
*OVÁRIO DIREITO :
1 imagem anecóica pura, 2 imagem ecogénica, 3 imagem heterogénea
4 divisória , 5 vegetação , 6 parede limpa , 7 ficha doppler , 8 dimensão em mm
*OVÁRIO ESQUERDO :
1 imagem anecóica pura , 2 imagem ecogénica , 3 imagem heterogénea
4 divisória , 5 vegetação , 6 parede limpa , 7 ficha doppler , 8 dimensão em mm
*UTERUS :
altura (mm) :

largura (mm) :
*ENDOSSÓMETRO :
espessura (mm) :   , ecogénico , hipoecogénico , hiperecogénico
*BLOQUEADO NAS DOUGLAS: 0: Não, 1: Sim, Se sim, especificar a dimensão em mm
* NÓDULOS EM DOUGLAS: 0: Não, 1: Sim, se sim, especificar a dimensão em mm

E- TORACO-ABDOMINO-PÉLVICA TDM
*OVÁRIO DIREITO :
imagem hipodensa, imagem hiperdensa, imagem heterogénea , contraste sim ou não partição ,
vegetação , parede limpa , tamanho em mm :
*   OVÁRIO ESQUERDO :
imagem hipodensa, imagem hiperdensa, imagem heterogénea, aumento de contraste sim ou não
divisória, vegetação , parede limpa , dimensão em mm
*   ÚTERO :
altura em mm :
largura em mm :
*   ENDOMETRO :
espessura (mm) , densidade
*   EPANCHEMENT: 0: não, 1: sim, se sim, especificar se é fechado ou livre e a abundância do
derrame
*NÓDULO PERITONEAL: 0: não , 1: sim , se sim, especificar a dimensão em mm
*NÓDULOS DIGESTIVOS: 0: não , 1: sim , se sim, especificar o tamanho em mm
*NÓDULOS VESICAIS: 0: não , 1: sim , se sim, especificar o tamanho em mm
*ASPECTOS DOS URETERES :
*GRANLÕES MESENTÉRICOS: 0: não, 1: sim, se sim, especificar o número, direito ou esquerdo,
pélvico ou lumbo-aórtico
*   NÓDULOS HEPÁTICOS: 0: não , 1: sim , se sim, especificar o número
*   NÓDULOS PULMONARES: 0: não , 1: sim , se sim, especificar o número
*   ADP TORÁCICO: 0: não, 1: sim, se sim, especificar o número
*   PISO: 0: não , 1: sim , se sim especificar, direita, esquerda ou bilateral e abundância

F- RMN PELVIC
*OVÁRIO DIREITO :
hiposinal , hipersinal , imagem heterogénea , septo , vegetação , parede limpa , tamanho em mm :
*OVÁRIO ESQUERDO :
hiposinal , hipersinal , imagem heterogénea , septo , vegetação , parede limpa , tamanho em mm
*   ÚTERO :
altura em mm :
largura em mm :
*   ENDOMETRO :
espessura (mm) , densidade
*   EPANCHEMENT: 0: não, 1: sim, se sim, especificar se é fechado ou livre e a abundância do
derrame
*NÓDULO PERITONEAL: 0: não , 1: sim , se sim, especificar a dimensão em mm
*NÓDULOS DIGESTIVOS: 0: não , 1: sim , se sim, especificar o tamanho em mm
*NÓDULOS VESICAIS: 0: não , 1: sim , se sim, especificar a dimensão em mm
*ASPECTOS DOS URETERES :
*GRANLÕES MESENTÉRICOS: 0: não, 1: sim, se sim, especificar o número, direito ou esquerdo,
pélvico ou lumbo-aórtico
*   NÓDULOS HEPÁTICOS: 0: não , 1: sim , se sim, especificar o número
*   NÓDULOS PULMONARES: 0: não , 1: sim , se sim, especificar o número

* ADP TORÁCICO: 0: não, 1: sim, se sim, especificar o número
* PISO: 0: não , 1: sim , se sim especificar, direita, esquerda ou bilateral e abundância

G- PUNÇÃO DA ASCITE

0: Não, 1 : Sim_ Se sim resultado da citologia :

H-C(ELIOSCOPIA DE DIAGNÓSTICO

Data da crelioscopia em relação à 1ª consulta:

*OVÁRIO DIREITO :

massa sólida , cística , solidocística

divisória , vegetação , parede limpa , dimensão em mm

*OVÁRIO ESQUERDO :

massa sólida , cística , solidocística

divisória , vegetação , parede limpa , dimensão em mm

* ÚTERO :

altura em mm

largura em mm

* FUGA: 0: não ,1: sim ,se sim particionado ou livre, quantidade de fuga
* NÓDULO PERITONEAL: 0: não , 1: sim , em caso afirmativo, especificar a localização e o tamanho em mm
* NÓDULOS DIGESTIVOS: 0: não , 1: sim , em caso afirmativo, especificar a localização e o tamanho em mm
* NÓDULOS VESICAIS: 0: não , 1: sim , em caso afirmativo, especificar a localização e as dimensões em mm
* NÓDULOS HEPÁTICOS: 0: não , 1: sim , em caso afirmativo, especificar a localização e o tamanho em mm

ESTADIFICAÇÃO : 1: Ia , 2: Ib , 3: Ic , 4: IIa , 5: IIb , 6: IIc , 7: IIIa , 8: IIIb , 9 IIIc , 10 IV

GESTURES :

*Citologia peritoneal: 0: não, 1: sim

* Biópsia do ovário direito: 0: não , 1: sim
* Biópsia do ovário esquerdo: 0: não , 1: sim
* Cistectomia direita: 0: não , 1: sim
* Cistectomia esquerda: 0: não , 1: sim
* Anexectomia direita 0: não , 1 : sim
* Anexectomia esquerda 0: não , 1 : sim
* Histerectomia: 0: não, 1: sim
* Omentectomia: 0: não , 1: sim
* Apendicectomia: 0: não, 1: sim
* Ressecção de nódulo parietal ou biopsia de nódulo parietal: 0: não , 1: sim
* Ação no aparelho digestivo: 0: não , 1: sim
* Gesto nos ureteres: 0: não , 1: sim
* Dissecção de gânglios linfáticos: 0: não, 1: sim se sim apenas pélvica, apenas lomboaórtica ou pélvica e lomboaórtica

I- ANATOMIA E PATOLOGIA

Data do diagnóstico histológico :

*MACROSCOPIA :

-Localização: 1: Ovário direito, 2: Ovário esquerdo, 3 Bilateral

- Tamanho em mm :
- Consistência : 1 Sólido , 2 : Cístico , 3 : Sólido-cístico
- vegetação ou divisória :
- Fase: 1: pIa , 2: pIb , 3: pIc , 4: pIIa , 5: pIIb , 6: pIIc , 7: pIIIa , 8: pIIIb , 9 pIIIc , 10 pIV

*MICROSCOPIA :
- Tipo histológico :
- Grau histológico: 1: Grau I, 2: Grau II, 3: Grau III
- Grau de diferenciação :
- Imunohistoquímica :

J- TRATAMENTO

Data da cirurgia :
Duração do ato :
Tipo de anestesia :
CIRURGIA : 0: Não 1: Sim, Se sim, especificar
- abordagem cirúrgica : 1 : coelio , 2 : laparo , 3 :conversão laparo
- intervenção cirúrgica : 1 : ovário único ou bilateral , 2 : ovário + útero , 3 : ovário + útero +
epiplon , 4 : ovário + útero + epiplon + appdecicetomia
- remoção da gengiva :
-via de acesso: 1: coelio ou 2: laparo
-Tipo de curativo: 1: pélvico 1 uni ou 2 bilateral, 2: lomboaórtico 1 uni ou 2 bilateral, 3: pélvico e
lomboaórtico 1 uni ou 2 bilateral.
*Duração da hospitalização para cirurgia :
* resíduo tumoral pós-cirúrgico: 0: não , 1: sim , se sim tamanho em mm e localização
* Dreno de Redon : 0: não , 1 : sim , si oui uni ou bilateral
* Data de ablação redon :
* Complicações cirúrgicas: 0: não , 1: sim , se sim especificar :
1: infeção, 2: atraso na cicatrização, 3: acidente tromboembólico, 4: infeção urinária, 5: ferida na
bexiga, 6: ferida digestiva
* Transufusão: 0: não, 1: sim, se sim durante ou após a operação, número de concentrados de
glóbulos vermelhos
* Complicações da anestesia :
QUIMIOTERAPIA :
* Neoadjuvante: 0: não, 1: sim
* Adjuvante: 0: não, 1: sim
*Protocolo :
*Número de tratamentos :
* Data de início :
* Data final :
* Complicações da quimioterapia: náuseas vómitos aplasia neutropenia anemia
* Imagiologia pós-quimioterapia:
resposta pós-quimioterapia ,
resíduo do tumor, se for o caso, especificar em mm
* Biologia pós-quimioterapia: Marcadores tumorais :
* resposta pós-quimioterapia :
resíduo tumoral sim não, se sim em mm
2 LOOK SURGERY: 0: não, 1: sim, se sim, positivo ou negativo
resíduo pós-tumoral: 0: não , 1: sim, se sim tamanho e localização

K-EVOLUÇÃO E MONITORIZAÇÃO

- METÁSTASE: 0: não, 1: sim_ em caso afirmativo, especificar local e data da descoberta e motivo da
descoberta
1: hepática, 2: pleural , 3 gonglion de troisier , 4 : Diafragmática
- RECIDÊNCIA: 0: não , 1: sim , em caso afirmativo, especificar a data, a dimensão e as
circunstâncias da descoberta

-     FERTILIDADE : 0: infértil, fertilidade espontânea, fertilidade sob MAP
-     ESTADO ACTUAL: 1: em remissão, 2: em progresso, 3: perdido de vista,
4 : falecido se sim data do óbito
- CAUSA DA MORTE: 1: progressão, 2: outra :

88

RESUMO

Introdução: Os tumores de células germinativas do ovário são os tumores raros mais comuns do ovário e estima-se que representem 6% de todos os tumores do ovário. Têm origem nas células germinativas primordiais e são compostos por vários tipos de tumores. Cada tipo histológico pode ter caraterísticas clínicas, biológicas, anatomopatológicas e/ou terapêuticas específicas que é importante conhecer. O grau de malignidade difere entre os diferentes tipos histológicos. As taxas de sobrevivência de 5 anos registadas também diferem.

Material e métodos: O nosso estudo é um estudo retrospetivo descritivo e analítico realizado nos Serviços de Ginecologia-Obstetrícia, Oncologia Médica e Anatomopatologia do Hospital Universitário FARHAT HACHED em Sousse durante um período de 21 anos (1 de setembro de 1998 a 30 de setembro de 2019), reunindo todos os casos de doentes tratadas por tumores malignos de células germinativas do ovário.

Objectivos: -Relatar e analisar as caraterísticas epidemiológicas, diagnósticas, anatomopatológicas, terapêuticas e prognósticas dos tumores malignos das células germinativas do ovário. - Comparar os nossos resultados com os da literatura e propor um diagrama de decisão que possa melhorar a gestão desta entidade no nosso contexto tunisino.

Resultados: Um total de 30 casos foram elegíveis para o nosso estudo. A idade média das nossas pacientes foi de 22 anos, com extremos que variaram de 10 a 40 anos. A maioria das doentes (93,3%) era genitalmente ativa, sendo dois terços delas nulíparas. O tempo médio de consulta foi inferior a 6 meses em 70% dos casos. O principal motivo de consulta foi a dor abdomino-pélvica em 45% dos casos, seguida de um aumento do volume abdominal em 17% dos casos. A ecografia abdomino-pélvica foi realizada em 80% dos nossos doentes, mostrando um aspeto suspeito de malignidade em 100%. O aspeto mais caraterístico foi o de uma massa ecogénica parenquimatosa heterogénea com margens nítidas e elevada vascularização.

Nos nossos doentes, 70% foram abordados por laparotomia mediana, dado o volume do tumor, e apenas 30% por calioscopia. 76,7% foram submetidos a tratamento conservador. A cirurgia linfonodal foi efectuada em apenas 10% dos nossos doentes. O estádio I foi predominante em 17 doentes (56,7%), o estádio II em 2 (6,7%), o estádio III em 11 (36,7%) e o estádio IV em nenhum. O tratamento complementar à cirurgia, sob a forma de poli-quimioterapia, foi indicado em 24 doentes (80%). O protocolo BEP foi utilizado em 85,7% dos casos.

Observámos uma progressão contínua num doente e 3 casos de recorrência metastática. O tratamento de resgate consistiu em quimioterapia de segunda linha em todos os casos. A sobrevivência média na população estudada foi de 94 meses. A sobrevivência global para todos os estadios foi de 96,7% aos 2 anos, 85,7% aos 5 anos e 75,8% aos 10 anos. A sobrevivência global aos 20 anos foi de 56,4%.

Os factores de prognóstico para os tumores malignos isolados de células germinativas do ovário na nossa série foram um tempo de consulta superior a 6 meses, idade superior a 30 anos, tamanho do tumor superior a 20 cm e estádio do tumor. Das 10 mulheres que tentaram engravidar, 9 conseguiram, 2 das quais se encontravam no estádio III aquando do diagnóstico, confirmando assim que o tratamento conservador deve ser recomendado mesmo em estádios avançados.

CONCLUSÃO: Embora a dimensão deste estudo seja pequena, os resultados parecem ser consistentes com séries maiores. No entanto, seria mais interessante recolher os restantes casos de TGMO diagnosticados ao nível dos outros registos oncológicos do país, de forma a estabelecer uma série nacional deste tumor, no âmbito de um registo nacional de tumores raros do ovário.

Palavras chave : II *Ovário, Tumores malignos de células germinativas, Cirurgia radical, Cirurgia Conservador* **II**, *Quimioterapia, Sobrevivência, Fertilidade.*

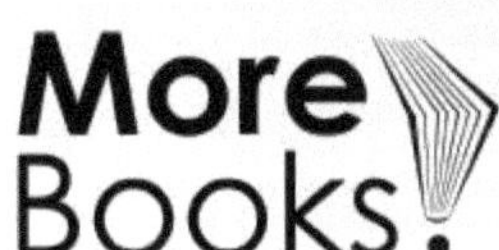

More
Books!

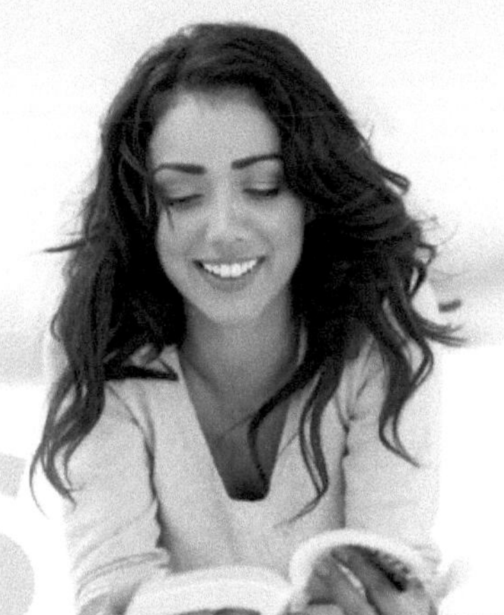

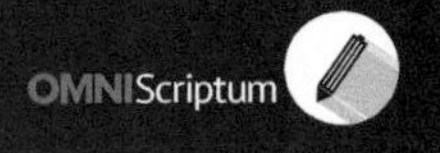

info@omniscriptum.com
www.omniscriptum.com
OMNIScriptum

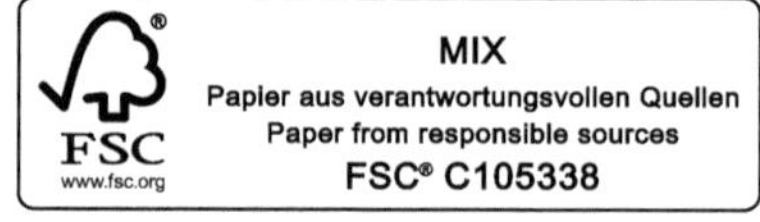

Printed by Books on Demand GmbH, Norderstedt / Germany